# DANS L'ENFER
# DE L'HÔPITAL

Léonard Corti

# DANS L'ENFER DE L'HÔPITAL

Robert Laffont

ISBN : 978-2-221-26279-5
Dépôt légal : avril 2022
Éditions Robert Laffont – 92, avenue de France 75013 Paris

# Prologue

Ce gros bâtiment en brique rouge m'angoisse. Je m'arrête dans la cour, cerné par les deux ailes de cet oiseau à l'air lugubre en pleine nuit. Quand je passais devant il y a quelques années, à l'époque où j'étais externe à la Pitié-Salpêtrière, je trouvais ces vieilles bâtisses datant du début du XX$^{e}$ siècle plutôt belles et impressionnantes. Mais là, à 1 heure du matin, par une des premières nuits froides de l'hiver 2019, je me sens plutôt oppressé.

J'ai été appelé par une infirmière[1] parce qu'un patient du service d'hépatologie est en train de vomir du sang et de désaturer. Elle m'a tout de suite prévenu que le patient n'est pas « réanimatoire », il est en soins palliatifs et il a été hospitalisé pour gérer sa « fin de vie », doux euphémisme.

Je termine ma cigarette et me dirige vers le premier étage. Je commence à bien connaître le service en question. Ce n'est pas la première fois

1. La profession d'infirmier est pratiquée à 86 % par des femmes, j'utiliserai donc « infirmière » comme terme générique. Source : INSEE.

que je suis appelé la nuit pour aller soit constater un décès – même si je n'avais pas à l'époque l'autorisation de signer les certificats de décès, état de fait que le Covid changera bien vite –, soit gérer tant bien que mal une agonie. Ces funestes circonstances expliquent l'angoisse qui me tenaille à la simple évocation du nom de ce bâtiment.

En arrivant dans le service, je lis sur le visage de l'infirmière qui m'accueille une tension mêlée à une certaine colère froide dont je ne peux pas encore identifier la source. Elle m'indique le numéro de la chambre, mais je lui demande d'abord de me montrer rapidement le dossier médical, histoire d'en savoir plus sur l'état du patient et ses antécédents. Il s'agit d'un monsieur de 73 ans atteint d'un cancer du foie. Traité initialement par chirurgie, chimiothérapie et radiothérapie, son cancer a récidivé il y a quelques semaines et a échappé à tout traitement. Métastases présentes partout, dans les os, les poumons, le cerveau. Stade terminal. Hospitalisé le jour même pour altération majeure de l'état général. Je jette un œil sur les traitements introduits et vois du Midazolam à la seringue électrique, 0,5 mg/h. Je ne maîtrise pas encore bien ce traitement mais j'ai la vague impression qu'il y a un problème avec cette vitesse d'administration.

Quelques instants plus tard, je pousse la porte de la chambre. Je tombe alors nez à nez avec deux femmes qui me regardent, effrayées. Je me dis que j'ai beau avoir la tête de quelqu'un qui n'a pas dormi depuis la veille 7 heures, je ne dois quand même pas faire peur à ce point. Mais j'ai à peine le temps de comprendre que mon regard se tourne vers le patient, allongé dans son lit : il est littéralement en train de suffoquer, du sang sortant par sa bouche et son nez.

Je réagis le plus rapidement possible en appelant l'infirmière et en demandant à la fille et la femme du patient de sortir de la chambre. À deux, nous l'aidons à cracher dans un haricot et lui faisons un brin de toilette. L'infirmière repart et, le temps qu'elle revienne, je me mets à réfléchir en marchant autour du lit. Le patient devait avoir ce qu'on appelle des varices œsophagiennes, des veines qui se développent dans la paroi interne de l'œsophage, là où elles ne devraient pas. Elles font cela parce que le foie malade ne permet pas une bonne circulation du sang, donc celui-ci pousse et étend des vaisseaux censés être minuscules. L'évolution extrême de cette situation, c'est la rupture de varice, ce que j'ai sous les yeux, à savoir un patient qui vomit du sang et s'étouffe avec.

Rien à faire pour arrêter le saignement. La seule chose à ma portée est d'éviter qu'il souffre. À ce moment de ma réflexion, le patient demande à boire de l'eau. J'approche le gobelet de ses lèvres, et à peine a-t-il bu une toute petite gorgée qu'il est pris d'une violente quinte de toux. Même ça, ce n'est plus possible. Il faut que tout s'arrête…

Je lui mets des lunettes à oxygène afin qu'il ne meure pas d'hypoxie – un manque d'oxygène dans le sang – et je sors un peu sonné de la chambre. De nouveau, je fais face aux deux femmes de la famille qui m'attendaient devant la porte. Elles me supplient de faire quelque chose. J'explique que je ne peux rien pour éviter le saignement, je n'arrive pas à formuler que je ne peux rien faire pour éviter son décès mais elles m'arrêtent et me disent qu'elles savent que c'est terminé, elles veulent juste que ça ne se passe pas « comme ça ». Elles évoquent l'euthanasie même si elles précisent tout de suite qu'elles savent que c'est interdit. Je ne sais pas quoi leur répondre, donc je leur dis de retourner dans la chambre, le patient semblait un peu mieux, nettoyé et avec de l'oxygène. J'allais revoir le dossier et revenir les voir rapidement.

Au poste de soins, je croise l'infirmière et son regard dur empli de colère mal contenue. Je lui demande ce que les médecins avaient dit de faire pour le patient et c'est là que je comprends que sa colère n'est pas dirigée contre moi. Elle ne comprend pas qu'on hospitalise un patient en fin de vie pour le laisser mourir comme ça, sans rien prévoir pour le soulager. Je lui réponds qu'il y a quand même le Midazolam qui est un sédatif indiqué dans ce genre de situation, mais elle réplique du tac au tac qu'on sait très bien qu'à 0,5 mg/h ça ne sert à rien… Je ne peux pas lui donner tort. Je me replonge dans le dossier, espérant y trouver une conduite à tenir établie par les médecins qui le soignent. Malheureusement, je ne trouve pas grand-chose, sauf des éléments inquiétants comme cette « relève » (document Word sur lequel sont notées les informations transmises d'une équipe à l'autre en fin de journée ou de garde) où il est indiqué que le patient est « réanimatoire » ! Je blêmis, montre le document à l'infirmière qui me dit que « ce n'est pas possible ». Je suis bien d'accord, mais les décisions de « non-réanimation » ne sont pas prises entre deux portes. Elles doivent l'être après une réunion multidisciplinaire regroupant des médecins de plusieurs spécialités et des professionnels paramédicaux. Donc, si cette fameuse réunion n'a pas eu lieu depuis l'arrivée du patient dans le service, je vais être dans l'obligation d'appeler la réanimation.

Petit moment de panique, on effeuille littéralement tout le dossier du patient. À noter que, en 2019, à l'AP-HP, le dossier patient consiste encore en une immense enveloppe A3 blanche déchirée dans laquelle sont entassés au petit bonheur la chance différents porte-documents, classeurs, CD d'examens complémentaires, le tout dans un parfait chaos. On finit par trouver une feuille remplie à la main par un collègue interne se terminant par « pas d'indication à la réanimation ». Ouf. Maintenant que les choses sont claires, qu'est-ce que je fais ?

En discutant avec l'infirmière, qui a plus d'expérience que moi et qui connaît bien le service, je comprends que je dois agir. Mais comment ? Au fond, depuis que je suis entré dans la chambre de ce patient, j'ai bien une petite idée de ce que je dois faire, mais j'ai beaucoup de mal à le formuler.

N'ayant pas de code d'accès informatique – je ne suis interne que depuis quelques semaines et les démarches administratives prennent du temps à l'Assistance publique –, je demande ceux de ma collègue infirmière et me connecte sur Internet. Je tape « protocole sédation profonde et continue ». Je tombe alors sur les recommandations de la Société française d'accompagnement et de soins palliatifs, je souris en lisant : « Dans la mesure du possible la sédation profonde et terminale doit être anticipée. » J'ai parfaitement conscience à ce moment de prendre un risque. Je suis seul, jeune interne de médecine en Santé publique, et je dois décider d'introduire un traitement qui va très probablement précipiter la mort d'un homme. Je sais pourtant que je n'ai pas d'autres solutions. La nuit, lors de ces gardes « d'intérieur » je n'ai pas de médecin senior référent à appeler pour ce type de situation.

Il faut donc que je prescrive des doses itératives de sédatif jusqu'à ce que la conscience du patient soit altérée. Je dois ensuite calculer combien de milligrammes sont nécessaires pour plonger le patient dans un sommeil profond pour ensuite prescrire la moitié de cette dose chaque heure en perfusion continue. Ne pouvant rien noter en mon nom dans le dossier numérique du patient, je prends la feuille des transmissions paramédicales et consigne *in extenso* le protocole et les raisons qui m'ont conduit à l'instaurer. J'explique du mieux que je peux que les circonstances ne me laissent pas le choix et que j'ai conscience des conséquences.

L'infirmière me regarde longuement et me remercie d'un ton sec et sincère lorsque je lui tends la prescription. Son visage se détend un peu, ce qui, pour une raison que j'ignore, me fait du bien et me donne le courage de retourner voir la famille et le patient. Je leur demande de sortir encore une fois pour essayer de parler seul avec lui, mais il est trop faible. Dans la semi-obscurité du couloir du service, je prends alors le temps d'expliquer à sa fille et sa femme ce que je pense être le mieux pour lui : ce traitement n'est pas une euthanasie, l'objectif est de soulager et non de mettre un terme à sa vie, même s'il y a un risque très fort que cela accélère les choses. Elles me remercient et s'en retournent auprès de leur proche.

Après avoir passé une dernière fois la tête dans le poste de soins pour être sûr que l'infirmière n'a plus de questions, je repars vers ma chambre de garde. J'ai la désagréable impression d'avoir fait ce qu'il fallait et en même temps d'avoir endossé une responsabilité beaucoup trop grande pour moi. Je n'avais pourtant pas peur des conséquences, car j'estimais avoir pris la bonne décision.

D'ailleurs, quelques jours plus tard, j'étais de nouveau de garde et dans le même service quand la famille du patient a appelé pour discuter avec l'infirmière qui m'avait aidé cette fameuse nuit. J'étais à côté lorsqu'elle a pris le téléphone. Je crains un instant que la famille ait des reproches à m'adresser mais je les entends au contraire remercier l'infirmière de ce qu'elle a fait pour leur père et mari. Je me suis senti rassuré et soulagé, même si j'en ai fait quelques cauchemars dans les semaines qui ont suivi.

Voilà l'hôpital dans lequel je travaille aujourd'hui : un grand corps malade tenu à bout de bras par des soignants comme moi, interne de première année, qui se retrouvent à porter une responsabilité toujours plus lourde sans y être préparés.

La frustration que cela crée chez les soignants est ce qui mène désormais l'hôpital à sa perte.

Laissez-moi vous raconter ici mon histoire, celle de mon internat de médecine commencé en région parisienne en novembre 2019. J'y ai énormément appris, aussi bien sur le plan professionnel que personnel, mais j'en ai aussi beaucoup souffert. J'ai exploré les entrailles de l'hôpital et découvert comment celui-ci pouvait parfois devenir l'antichambre de l'enfer au seul motif qu'il fallait tenir bon pour les patients. Nous, soignants, ne sommes pas des surhumains, des êtres dénués de tout sentiment ou émotion, prêts à travailler quatre-vingt-dix heures par semaine « parce que c'est comme ça », tout en faisant face à notre impuissance devant la souffrance des gens puisqu'on ne nous donne pas les moyens humains et matériels de les soulager. Je veux témoigner de cette réalité pour que chacun prenne conscience de ce que l'on est en train de perdre.

Bienvenue dans l'enfer de l'hôpital.

# 1

# Premiers pas

Mon internat a commencé en novembre 2019. Je connais bien l'hôpital, ayant eu la chance de travailler dans deux assistances publiques différentes (celle de Paris, l'AP-HP, et celle de Marseille, l'AP-HM) mais proches dans leur mode de fonctionnement.

L'hôpital est en crise depuis quelques mois quand je prends mon poste à la Pitié-Salpêtrière. Les infirmières et aides-soignants des urgences sont en grève et se sont rassemblés. Ils ont créé le collectif Inter-Urgences, qui a organisé plusieurs manifestations et a permis au mouvement de s'étendre à d'autres parties de l'hôpital. Les causes de cette crise sociale sont nombreuses mais il en existe deux principales. La première tient aux coupes budgétaires qui ont conduit non seulement à la fermeture de plusieurs dizaines de milliers de lits d'hospitalisation depuis vingt ans, mais aussi au quasi-gel des salaires et des embauches depuis le début des années 2010.

La seconde, c'est le dialogue de sourds qui s'est installé entre les soignants (infirmières, aides-soignants et médecins) et l'administration hospitalière. Depuis 2009 et la loi HPST[1] (hôpital, patients, santé et territoires), les directeurs ont les pleins pouvoirs à l'hôpital. Et, étant responsables auprès de l'État d'une gestion rigoureuse des dépenses publiques, ils ont imposé une vision comptable du soin à des années-lumière de la manière dont les soignants le concevaient. La mise en place dans de nombreux établissements d'un management importé du secteur privé a par ailleurs tendu la situation dans tout le monde médico-social. Depuis des années maintenant, la psychiatrie, les EHPAD puis les établissements de médecine et de chirurgie ont connu des mouvements sociaux inédits. Ils n'ont malheureusement pas abouti à des solutions concrètes et le malaise que vit l'hôpital n'a fait que croître depuis. La crise du service public hospitalier prendra une tournure particulière quand il se retrouvera submergé par le Covid.

De mon côté, j'ai justement choisi en novembre 2019 une spécialité médicale un peu particulière appelée « Santé publique et médecine sociale » qui, espérais-je, allait peut-être me donner quelques clefs

1. Hôpital, patients, santé et territoire : loi votée sous le gouvernement Fillon 2 quand Mme Bachelot et M. Bertrand se partageaient le ministère de la Santé et des Solidarités. Elle donne tout le pouvoir, au sein de l'hôpital, au directeur administratif, au détriment du président de la Commission médicale d'établissement.

et outils pour faire bouger les choses. En contrepartie, j'allais m'éloigner des patients, cette spécialité étant peu orientée vers la clinique.

Juste avant le début de mon internat, j'ai été élu, en octobre 2019, secrétaire général de l'Intersyndicale nationale des internes, grande fédération syndicale qui rassemble des dizaines de syndicats et associations d'internes représentant collectivement plus de douze mille internes de médecine dans une trentaine de villes de métropole et d'outre-mer. Cette élection, je la dois à Justin Breysse, interne de rhumatologie à Marseille que j'ai rencontré à la fin de mes études de médecine là-bas. Il se trouve que nous avions tous les deux été très touchés par le suicide d'un collègue à Marseille en 2016. Cet interne de chirurgie travaillait énormément, menait de front son internat, sa thèse, un master 2 et sa vie personnelle. Quand soudain, à bout, alors qu'il sortait de plusieurs jours de travail consécutifs à l'hôpital sans avoir pu se reposer, il a pris sa voiture et est parti se jeter du haut d'une falaise à Cassis, à quelques kilomètres de Marseille. Son décès a été un choc pour le monde médical.

Cet interne avait fréquenté le même lycée que moi à Marseille, juste une année au-dessus. Je ne le connaissais pas personnellement, mais j'avais suivi son parcours, sa réussite du premier coup de la première année de médecine, son bon classement au concours de l'internat et son choix de rester à Marseille.

Ce drame avait particulièrement ébranlé Justin parce qu'il était président du syndicat des internes de Marseille cette année-là. Il a dû gérer l'indifférence du service où l'interne était affecté, qui avait convoqué les autres internes moins de quarante-huit heures après le décès pour leur rappeler qu'il fallait qu'ils reprennent les gardes laissées vacantes par le défunt pour la continuité des soins… Il avait ensuite tiré la sonnette d'alarme concernant les risques psychosociaux auxquels les internes et plus largement les étudiants de médecine étaient particulièrement exposés.

À l'époque, le discours dominant était de renvoyer chaque suicide d'interne à une situation personnelle compliquée. Il était inimaginable de mettre en cause les conditions d'études et de travail. En 2018, le président des doyens de médecine expliquait sobrement qu'il n'y avait pas de problèmes spécifiques aux études de médecine et que la nécessité de fournir un service hospitalier continu pouvait avoir un « coût humain » qu'il fallait « réguler »[1].

Nous avions, Justin et moi, été élus à l'Inter-Syndicale Nationale des Internes (ISNI) avec pour mission principale de faire entendre aux pouvoirs publics qu'on ne pouvait plus tolérer l'apathie d'un système qui générait autant de détresse et refusait d'endosser ses responsabilités. En 2019,

1. https://www.lequotidiendumedecin.fr/internes/etudes-medicales/suicide-des-internes-lisni-accuse-le-nouveau-patron-des-doyens-detre-dans-le-deni-de-realite

plusieurs enquêtes faisaient état d'une incidence particulièrement inquiétante de troubles mentaux chez les internes. Parmi les facteurs de risques identifiés se trouvaient la confrontation régulière avec la maladie et la mort ainsi que les horaires à rallonge. Car, c'est un fait, un interne travaille beaucoup, voire énormément.

Début novembre 2019, c'est avec une certaine curiosité que j'arrive au département de Santé publique et de biostatistiques de la Pitié-Salpêtrière. J'y découvre un monde très différent de celui des services de médecine. Il y a des profils extrêmement divers : des pharmaciens, des statisticiens, des ingénieurs et des médecins qui ont remisé leur blouse depuis longtemps. Mais surtout il n'y a aucun patient ni lieu de soins dans le service. Ce n'était pas une surprise, mais j'eus tout de même un petit pincement au cœur.

Je me rends vite compte qu'il m'est difficile de ne plus voir de patients, de ne plus faire de « clinique », c'est-à-dire d'être au chevet des malades à observer leurs symptômes pour poser un diagnostic et proposer une conduite thérapeutique à tenir. Je demande donc à aller aux urgences pour y prendre des gardes comme certains de mes collègues.

Les gardes rythment la vie d'un soignant. Ces périodes de travail consistent à assurer la « permanence des soins » (par opposition à la continuité des soins). La permanence des soins a lieu la nuit (de 18 h 30 à 8h) du lundi au vendredi puis débute le samedi à 13 heures et se termine le lundi matin à 8 heures. Toutes les autres périodes de la semaine sont désignées sous le terme de « continuité des soins ». Ces gardes expliquent nos indisponibilités régulières le week-end et le fait qu'on soit parfois trop fatigués pour sortir voir des amis. Elles structurent et déstructurent notre existence de soignants.

La garde de médecine revêt une autre particularité : elle dure vingt-quatre heures. C'est une exception réglementaire dont les médecins sont les derniers à « bénéficier ». Ce système de garde longue est hérité d'une tradition médicale qui s'appuie sur la croyance que, moins il y a de transmissions, moins les informations se perdent. Les générations précédentes faisaient ainsi des week-ends de garde, travaillant du vendredi matin 8 heures au lundi matin 8 heures sans discontinuer. Certaines brigades de pompiers travaillent encore en garde de quarante-huit heures, même si la tendance est à leur disparition.

La garde de vingt-quatre heures est aussi une manière d'entériner le fait que l'interne dédie sa vie à l'hôpital. D'ailleurs, le terme même d'interne – traduit par *resident* dans les pays anglo-saxons – rappelle qu'à une époque nous étions logés, nourris et blanchis au sein des établissements de santé dans lesquels nous travaillions. Être tout le temps disponible pour les besoins du service et des patients allait donc de soi. Les choses ont beaucoup changé depuis. Aujourd'hui, seule une infime minorité des trente-cinq mille internes qui exercent en France sont logés par leur établissement. Il est loin le temps où les hôpitaux nous choyaient dans des « salles de garde » où nous recevions des repas copieux à n'importe quelle heure du jour ou de la nuit.

Les gardes constituent une grande partie de la vie d'un interne et, en ce qui me concerne, j'ai passé, en cumulé, plus de deux mois la nuit à l'hôpital ces deux dernières années et demie.

Certains pays commencent à douter sérieusement du bénéfice de ce mode de fonctionnement pour les soignants et les patients. Ainsi, des études anglaises montrent clairement qu'être opéré en nuit profonde (donc entre minuit et 6 heures du matin) par un chirurgien travaillant depuis la veille au matin augmente sensiblement les chances de développer des complications, notamment infectieuses.

Peu de personnes savent ce qu'implique physiquement et mentalement de devoir être opérationnel pendant vingt-quatre heures d'affilée. Les premières fois que cela m'est arrivé, c'était heureusement en tant qu'étudiant hospitalier (externe de médecine), donc avec peu de responsabilités. Je sortais de là lessivé.

Souvent, les patients estiment que, si on travaille, même de nuit, on est censé être frais et dispos. Mais aucun être humain ne peut être à 100 % de ses capacités après dix-huit ou vingt heures de travail non-stop. Des études montrent même que ne pas dormir pendant vingt-quatre heures équivaut à avoir plus de 0,6 g/l d'alcool dans le sang.

On connaît malheureusement tous des collègues internes ayant eu un accident de la route, parfois mortel, en sortant de garde.

Dans chaque établissement public, le service de gardes aux urgences est tenu à la fois par les internes qui y sont affectés, mais également par les internes présents dans tous les services n'ayant pas de ligne de gardes en propre, principalement les services d'hospitalisation conventionnelle qui n'ont pas d'activité critique tels que les services d'endocrinologie, de médecine interne ou infectieuse, et de cancérologie. Les autres spécialités, la cardiologie ou la neurologie par exemple, ont leurs propres lignes de gardes pour assurer les urgences dans l'établissement.

Dans mon service, les internes de santé publique étaient traditionnellement dispensés de faire des gardes aux urgences. J'ai toutefois demandé dès la première semaine à ma cheffe de service si je pouvais participer à la liste de gardes des internes aux urgences, ce qu'elle a accepté avec quelques réticences – craignant par la suite qu'on demande systématiquement aux internes de son service d'y participer. Cela représentait un volume de gardes très modeste, environ une, voire deux par mois au maximum durant le semestre. Hormis mon souhait de ne pas perdre le contact avec les patients, je craignais que toutes les connaissances que j'avais patiemment assimilées quelques mois plus tôt ne s'évaporent faute d'être mises en pratique.

Le service des urgences de la Pitié-Salpêtrière est relativement bien organisé même si les locaux sont vétustes, le bâtiment datant des années 1970. Les équipes sont rodées et l'afflux de patients est intense, mais l'hôpital étant vaste, il est souvent possible de leur trouver une place rapidement lorsque cela est nécessaire. Ce n'est pas pour autant de tout repos, et je perçois rapidement que les tensions sociales qui règnent à l'époque dans les services d'urgences n'épargnent pas celui de la Pitié-Salpêtrière.

La situation aux urgences est souvent révélatrice de l'état de santé global d'un établissement. Des urgences dysfonctionnelles, et c'est tout l'hôpital qui vacille. Leur niveau de saturation est le miroir direct du niveau d'embolisation des lits d'aval, c'est-à-dire des places d'hospitalisation libres dans l'hôpital. Or, le nombre de ces lits d'aval a été fortement réduit, notamment à la suite de ce qu'on a appelé le virage ambulatoire, depuis le début du XXIe siècle[1]. L'idée défendue par l'État, et appliquée consciencieusement par les directions hospitalières, est que les patients ne doivent pas rester trop longtemps dans un lit à l'hôpital. En chirurgie, par exemple, il faut désormais que le patient entre le matin et sorte en fin d'après-midi. Tout cela fait que le nombre de lits dans les services a diminué.

1. https://www.francetvinfo.fr/sante/maladie/coronavirus/infographies-comment-la-france-a-perdu-pres-de-80-000-lits-d-hospitalisation-publics-en-vingt-ans_4833931.html

Sauf que, de l'autre côté, la population a vieilli et le nombre de médecins présents en ville a fortement diminué. Les prises en charge sont plus difficiles hors de l'hôpital. Il arrive donc très souvent que des patients arrivés aux urgences aient besoin d'une hospitalisation.

Et c'est là que ça commence à bloquer. Quand on arrive en garde, on a un point « *bed management* » où une personne de l'administration nous contacte pour nous donner le nombre de lits disponibles pour la nuit. Cela nous est arrivé, notamment l'hiver, de commencer notre garde avec un *bed manager* qui nous annonce qu'il n'y a qu'un seul lit de disponible sur toute la Pitié-Salpêtrière. S'introduit alors dans la réflexion médicale une dimension organisationnelle qui certes n'est pas totalement étrangère à notre manière de faire, mais qui peut conduire à revoir plusieurs fois des indications d'hospitalisation que notre apprentissage de la médecine considère comme incontestables.

On se met souvent en difficulté justement parce qu'on s'accroche à notre décision médicale. Cela nous conduit à passer des heures au téléphone durant une garde pour trouver le graal : une place d'hospitalisation. J'ai très régulièrement entendu des collègues internes ou seniors « noircir » le tableau clinique d'un patient pour forcer leur interlocuteur à le prendre en charge. Ressort de tout cela une ambiance de défiance entre les médecins des services et les urgentistes. Il est de notoriété publique que les médecins de salle (des services d'hospitalisation conventionnelle) passent une partie de leur temps à « pester » contre la prise en charge de leurs confrères des urgences.

Mes premières gardes se déroulent bien, même si je découvre à cette occasion l'intensité du travail en tant qu'interne. Oubliés, les repos de garde permettant de prendre du temps pour soi. Le lendemain d'une garde aux urgences est consacré à une seule chose : dormir. Il m'arrivait parfois de ne pas sortir du lit de la journée, malgré mon tempérament plutôt actif.

Les gardes deviennent de plus en plus dures lorsque l'hiver avance. Les épidémies de viroses respiratoires, de gastro-entérites, les patients fumeurs qui font leurs bronchites de Noël annuelles, tout cela crée un flux de patients graves de plus en plus dense aux urgences. J'entends encore régulièrement dire que, si les urgences sont en difficulté, c'est à cause de la bobologie et, donc, de l'absence de médecins en ville qui pourraient gérer ces petites urgences. D'après ce que j'ai vécu, je ne suis pas d'accord avec cette analyse.

À la Pitié-Salpêtrière, ce ne sont pas les petites « urgences » ni les personnes venant pour un arrêt de travail qui saturent le service des urgences. Ces patients sont d'ailleurs vus jusqu'à minuit par un collègue qui ne reste pas la nuit et qui gère ces dossiers à la chaîne sans qu'on ait à les voir. Ce qui rend les choses difficiles, ce sont les patients gravement malades pour lesquels il faut attendre un bilan avant de prendre une décision et surtout ce fameux temps passé à chercher une place d'hospitalisation.

Autre chose marquante – déjà expérimentée à Marseille – durant mes gardes : la grande précarité dans laquelle se trouvent une part non négligeable des personnes qui viennent aux urgences. Cela complique également les prises en charge, car on ne peut pas soigner en dehors de l'hôpital des personnes vivant dans la rue. Il y a aussi tous ceux qui viennent trouver refuge aux urgences pour passer une nuit au chaud. Ces situations sont particulièrement difficiles. Je me disais qu'elles pouvaient être une occasion pour ces personnes d'être prises en charge par les services sociaux. Certains soirs, j'arrivais à faire voir un patient sans domicile fixe à une des assistantes sociales, des personnes formidables mais qui n'ont que rarement des solutions concrètes et durables à proposer.

Toute la violence qui accompagne ces situations d'extrême précarité, les soignants des urgences y sont confrontés tous les soirs. C'est d'ailleurs l'étincelle qui a déclenché le mouvement de grève aux urgences en avril 2019. Un soignant des urgences de l'hôpital Saint-Antoine est frappé par un patient, la sécurité n'ayant pas pu intervenir rapidement. Les soignants ont exercé leur droit de retrait et passé des semaines à réclamer plus de moyens, notamment humains, pour assurer leur sécurité.

L'envers de ces violences, c'est bien la détresse morale et psychologique dans laquelle se trouvent ces patients agressifs. L'autre grand tabou de notre société est la prise en charge des personnes atteintes de troubles mentaux. Les urgences sont en première ligne sur cette question primordiale. Pour rappel, 20 % de la population française connaîtra à un moment de sa vie un trouble mental (dépression, anxiété, etc.). Or la psychiatrie est le parent pauvre de notre système de santé. Plus de trente et un mille lits d'hospitalisation en psychiatrie ont disparu entre 1993 et 2018[1].

Tout cela explique aussi l'ambiance apocalyptique qui peut parfois régner dans les services d'urgence passé une certaine heure. Je me souviens d'une étudiante en médecine de première année qui avait consulté en fin de soirée pour une attaque de panique avec une douleur thoracique très intense. Il faut bien comprendre que la douleur thoracique chez une personne jeune est vraiment la hantise de l'urgentiste. Dans ces situations, il faut à tout prix éliminer une cause grave, certes rare, mais qui, si elle est manquée, peut avoir des conséquences catastrophiques sur un jeune patient. Et ce d'autant plus qu'il est désormais reconnu que les manifestations physiques d'un infarctus du myocarde sont différentes chez la femme, ce qui a conduit pendant des années à sous-diagnostiquer cette atteinte cardiaque mortelle dans la population féminine jeune.

1. https://www.cglpl.fr/wp-content/uploads/2020/06/CGLPL_Rapport-annuel-2019_Dossier-de-presse.pdf

Après avoir réalisé un électrocardiogramme, j'attendais le résultat de la prise de sang pour décider de la renvoyer ou non chez elle avec un traitement pour l'anxiété. Il fallait que je libère le box dans lequel elle se trouvait et je n'avais d'autre solution que pousser son brancard (que je finirais par troquer contre une chaise en plastique bien plus tard, mais ni moi ni elle ne le savions à ce moment-là) dans le couloir. Je me souviens très précisément qu'elle était assise en train de pianoter sur son téléphone face à moi. Dès que nous sommes sortis de la pièce, j'ai vu qu'elle avait levé la tête et qu'elle jetait un regard mi-effaré mi-effrayé autour d'elle. Je me suis dit qu'il devait y avoir un problème, donc j'ai moi aussi balayé notre environnement immédiat d'un rapide coup d'œil.

Et c'est là que j'ai pris conscience du chaos absolu qui nous entourait et auquel je n'avais absolument pas prêté attention jusque-là. Dans le couloir que nous traversions, il y avait une jeune femme en train de vomir dans son brancard, tandis que passait à côté d'elle un homme assez âgé, rachitique, avec la fameuse blouse de l'hôpital ouverte à l'arrière laissant apparaître un dos nu noueux et voûté et des fesses flasques. Il pouvait être suivi à la trace grâce à des gouttes de sang qui perlaient jusqu'au sol depuis le bras duquel il avait dû arracher sa perfusion. De l'autre côté, derrière moi donc, je remarquai les hurlements d'un patient psychotique en pleine crise que j'avais aidé à « contentionner » plus tôt dans la soirée et qui désormais parvenait à se déplacer dans le couloir, pieds et poings liés à son brancard, en portant celui-ci sur son dos. C'était lunaire. J'ai compris à cet instant qu'on pouvait vraiment s'habituer à tout. Je dis avec un sourire rassurant à l'étudiante, peut-être une future collègue, que c'était là ce qui l'attendait, ce qui ne la fit pas rire du tout.

Les gardes d'intérieur sont beaucoup plus dures. Il s'agit d'une garde au cours de laquelle, muni d'un téléphone, on devient le médecin référent pour tout l'établissement. Aucun senior ne nous est assigné donc nous n'avons personne vers qui nous tourner en cas de problème. Toutes les infirmières présentes la nuit dans les services d'hospitalisation de ce gigantesque hôpital, l'un des plus grands d'Europe, peuvent m'appeler à tout moment, et il faudra que je me déplace, que j'évalue la situation et que je prenne la décision adéquate. Les possibilités sont limitées mais le choix est parfois cornélien. Face à un patient que j'estime gravement atteint, je dois appeler la réanimation. Mais attention, pas n'importe laquelle. Et puis, comme je l'ai dit précédemment, si le patient est « limité » sur le plan thérapeutique, il ne faut pas appeler la réanimation. Mais alors qui ? Souvent personne, il faut se débrouiller.

Ces gardes sont difficiles et redoutées de mes collègues. Personnellement, elles m'inspirent à l'époque un sentiment ambigu. Je les trouvais très stressantes mais j'appréciais aussi l'indépendance qu'elles conféraient. Le fait d'être plus âgé me donnait également cette assurance qui me permettait de prendre le temps de discuter avec les infirmières du service et d'appeler la réanimation dès que j'avais un gros doute. Ces gardes m'ont fait toucher du doigt les difficultés de l'hôpital, ces services avec des dizaines de patients gérés par une infirmière et un aide-soignant toute la nuit. Ces longs couloirs lugubres dans lesquels on se demande si la mort ne rôde pas plus souvent que les soignants tellement nous sommes peu pour un si grand nombre de patients.

C'est lors de ces gardes que j'ai vu la pression monter durant l'hiver et les épidémies virales traditionnelles qui mettent sous tension l'hôpital chaque année. La grippe s'est installée en janvier 2020 et a été particulièrement violente. Avant l'arrivée du Covid-19, on comptait près de dix mille décès liés à cette virose saisonnière. La gestion dans les services était difficile. Le vaccin, cette année-là, n'était pas très efficace et les soignants étaient régulièrement touchés par la maladie, conduisant à des arrêts de travail de quelques jours sans que ces personnes ne soient remplacées.

Dans les services surchargés et sous-dotés en personnel, je voyais la débrouillardise faire office de norme. Chaque jour il fallait réorganiser les services pour tenir compte de l'arrivée de patients atteints de la grippe ou d'une gastro-entérite virale. Il fallait les isoler et donc en général les mettre par deux dans des chambres en fonction de leur maladie. La cadence imposée aux infirmières faisait que, très souvent, les patients attendaient plusieurs heures le matin avant d'être vus. Ils étaient parfois mécontents, ne comprenaient pas pourquoi on ne s'occupait pas mieux d'eux. Certains racontaient qu'ils avaient été maltraités, car ils avaient passé la nuit sans avoir pu aller aux toilettes et avaient donc baigné dans leurs urines ou excréments pendant des heures.

Régulièrement, des personnes âgées tombaient dans les services et se blessaient gravement parce que le personnel n'était pas assez nombreux pour les accompagner aux toilettes. Et pourtant, ce n'est pas une question de dévouement. La maltraitance s'institutionnalisait par manque de moyens et de personnel.

Cette carence avait comme principal retentissement une désorganisation des équipes dans les services. Il devenait de plus en plus délicat de recruter des infirmières dans la plupart des unités d'hospitalisation. La solution trouvée par l'hôpital était alors de créer des pools d'infirmières « volantes » qui peuvent se retrouver affectées du jour au lendemain dans un service dont elles ignorent tout. Et quand ces pools n'étaient pas suffisants, les cadres (*managers* des personnels paramédicaux) recrutaient des intérimaires extérieures à l'hôpital au pied levé, avec la même problématique de voir débarquer des infirmières complètement perdues dans des services immenses la nuit.

Les personnels présents dans les services, notamment la nuit quand j'intervenais lors de mes gardes, connaissaient souvent très mal les lieux et les prises en charge. Un soir que je suis appelé dans un service de maladies infectieuses pour un patient atteint du VIH qui a des difficultés à respirer, j'arrive dans la chambre et vois deux infirmières en train de se disputer violemment devant le patient. Ce dernier est en détresse respiratoire et a de la fièvre. L'une des infirmières est plus âgée et essaie de justifier sa volonté de faire une prise de sang au patient, tandis que l'autre crie que ce n'est pas la priorité. En sortant, j'entends la plus jeune des deux critiquer durement sa collègue en parlant de ces intérimaires « qui ne comprennent rien ». Je regarde le dossier, examine le patient et conclus à une probable décompensation de son hypertension. En allant dans le poste de soins, j'essaie de calmer les choses en expliquant que je vais appeler la réanimation pour les informer de la situation. Ce qu'il faut bien comprendre, c'est qu'une situation d'urgence à gérer dans une chambre, pour l'équipe paramédicale, cela veut dire que pendant ce temps-là, les autres patients sont livrés à eux-mêmes et que les tâches habituelles sont repoussées à plus tard dans la nuit. L'enjeu est alors soit de gérer au plus vite, soit, si on sent que ça va être impossible avec les moyens à disposition, de trouver une équipe et un service qui pourront le faire à notre place.

En l'occurrence, le patient allait forcément requérir temporairement une prise en charge en soins intensifs. Je contacte alors la réanimation cardiaque qui prend au sérieux mon appel et vient rapidement évaluer le patient. Entre-temps, je discute avec les deux infirmières et donne raison aux deux. L'infirmière intérimaire faisait bien en voulant réaliser une prise de sang rapidement, car le patient avait de la fièvre et il était pertinent de rechercher dans son organisme des bactéries, surtout chez un patient potentiellement immunodéprimé parce que porteur du VIH. L'autre infirmière du service était à juste titre stressée par la situation parce que le patient n'allait vraiment pas bien et que son état justifiait qu'on s'active pour lui mettre de l'oxygène et qu'on prenne régulièrement ses constantes vitales.

Cette situation est représentative des conséquences du manque chronique de moyens à l'hôpital. Le personnel restant est soumis à plus de pression et plus de stress, ce qui retentit sur la qualité du travail. Cette infirmière intérimaire qui passait une nuit dans ce service pour la première fois n'y reviendra sûrement pas, ou alors avec la boule au ventre. La situation était déstabilisante parce que, en plus d'avoir une crise à gérer avec un patient en détresse, il fallait composer avec des tensions dans l'équipe soignante, ce qui ne favorise pas la concentration. Tout s'est bien terminé finalement pour le patient qui a été pris en charge efficacement par la réanimation, mais ces petits pics de stress peuvent laisser des traces. Et à l'hôpital, les espaces pour exprimer et débriefer ces situations de tension sont inexistants.

Une autre nuit de garde, je suis appelé pour voir un jeune patient portant une plaie à l'abdomen qui ne cicatrise pas bien. Il avait eu une gastrostomie, c'est-à-dire un dispositif qui permettait provisoirement de l'alimenter directement dans l'estomac par un tuyau installé chirurgicalement. Cette gastrostomie avait été retirée dans la journée et la cicatrice présentait un drôle d'aspect. C'était pour moi l'occasion de découvrir le service de psychiatrie pédiatrique. On m'avait dit que ce n'était pas la joie, mais j'avoue qu'à mon arrivée il m'a franchement donné des sueurs froides.

Le service se trouve au premier étage d'un des vieux bâtiments de la Pitié, un immense rectangle tout en long entouré de plusieurs rues, pas loin de la blanchisserie et de la pharmacie. On y accède par plusieurs portes fermées à double tour où il faut s'identifier chaque fois à un interphone. Les locaux sont d'une vétusté affligeante. Les murs sont recouverts d'une peinture écaillée, les portes sont fracassées. Les enfants hospitalisés là sont atteints de formes très sévères de troubles du spectre autistique. Ils portent pour la plupart un casque de protection, car ils se jettent tête la première contre les murs. En marchant dans le couloir, je sursaute lorsque l'un d'entre eux, un adolescent qui me dépasse d'une bonne tête, fait mine de me sauter dessus depuis sa chambre dont la porte est grande ouverte. Heureusement, l'aide-soignant à mes côtés l'attrape au vol et s'enferme avec lui pour le calmer. L'ambiance est vraiment oppressante dans ce service même si, comme c'est heureusement souvent le cas dans ce genre d'environnement hostile, le personnel soignant fait preuve d'une gentillesse et d'une patience exceptionnelles.

Le patient que je suis venu voir a une petite dizaine d'années, il est atteint d'un trouble autistique très sévère avec un retard de langage le rendant mutique. Son seul mode d'expression consiste à grincer des dents en levant les yeux au ciel. J'essaie de savoir si sa plaie le fait souffrir, mais c'est impossible. Je préconise aux infirmières de refaire le pansement avec un peu de vaseline pour éviter que les croûtes ne s'accrochent aux compresses. Il ne peut rien avaler et n'a pas de perfusion, donc je prescris du paracétamol sans me faire trop d'illusions sur le fait qu'il le prendra.

Quelques heures plus tard, au petit matin, je suis rappelé par la même infirmière qui me dit qu'après qu'elle a refait le pansement, l'aspect de la cicatrice a complètement changé et qu'il en sort une sorte de liquide mousseux. J'y retourne et je constate en effet que la plaie entre l'estomac et la peau est désormais grande ouverte et qu'il y a du suc gastrique qui sort de la plaie. Le pauvre petit patient souffrait atrocement mais aucun médicament ne pouvait lui être administré par voie orale. J'ai donc appelé mon collègue interne de chirurgie et j'ai attendu avec le patient qui a pu être soulagé grâce à la pose d'une perfusion. Il fallait l'opérer en urgence pour refermer cette plaie qui n'avait pas bien cicatrisé.

Lors de mes gardes d'intérieur, je retrouvais dans les lits d'hospitalisation le même profil de patients que lors de mes gardes aux urgences. Il y a ces personnes âgées, souvent isolées à leur domicile, qui finissent à l'hôpital parce qu'elles ne peuvent plus assurer leurs soins correctement seules ou que les familles qui s'en occupent sont dépassées. Je me souviens de cette femme de 80 ans, atteinte de démence et qui rendait folle l'équipe de nuit du service de gériatrie dans lequel elle était hospitalisée parce qu'elle sortait de sa chambre et se perdait dans le bâtiment. Je suis appelé en pleine nuit pour lui prescrire « quelque chose pour qu'elle dorme ». J'arrive sur place, il s'agit d'une mamie adorable mais qui se lève sans cesse pour essayer de sortir de sa chambre. Les personnes âgées ayant ce comportement doivent être hospitalisées dans des unités spécifiques au sein desquelles tout le service est à la fois ouvert pour les patients et coupé du monde extérieur. Ces unités dites « fermées » sont des lieux étonnants dans lesquels les soignants doivent s'adapter au rythme des patients et non l'inverse puisque ces derniers ne sont plus capables d'accepter une quelconque contrainte. Ces services spéciaux fonctionnent très bien et sont moins stressants aussi bien pour les patients que pour les soignants.

Seulement, ils demandent beaucoup d'investissement en moyens humains, ce qui n'est pas tout à fait raccord avec les restrictions budgétaires que connaissent les établissements du médico-social ces dernières années…

En sortant de la chambre de la patiente, je me demandais comment j'allais faire pour l'empêcher de déambuler toute la nuit. Elle refusait catégoriquement de prendre un médicament par voie orale et n'était pas perfusée. Je me voyais mal la contraindre à prendre un traitement et me méfiais de l'effet de celui-ci sur une dame si âgée. Je décide alors d'appeler mon père qui est gériatre pour lui demander son avis. Il me propose de laisser la porte de la chambre ouverte mais d'entraver la sortie par des fauteuils ou un brancard. Les infirmières, un peu circonspectes, testent donc la technique qui fonctionne à merveille. Quand on épie la pauvre dame dans sa chambre, on se rend compte qu'elle déambule, se dirige vers la porte et, face à l'obstacle (deux imposants fauteuils), fait demi-tour sans même essayer de les déplacer. L'équipe de nuit peut donc vaquer à ses occupations sans craindre la disparition de cette patiente qui n'aurait jamais dû être hospitalisée dans un service si peu adapté à ses troubles.

Ces situations peuvent paraître anodines, mais elles ne me rendaient pas très heureux. J'avais l'impression de ne pas m'occuper correctement des personnes qui nous étaient confiées. Régulièrement, j'intervenais lors de mes gardes de nuit dans des services où l'infirmière et l'aide-soignante étaient seules pour plusieurs étages et des dizaines de chambres, sans moyen de savoir ce qui se passe dans chacune d'elles. Elles me décrivaient cette angoisse de découvrir au petit matin un patient décédé dans son lit. Ce qui en l'occurrence arrivaient régulièrement.

Ces gardes d'intérieur aux urgences me donnaient un aperçu de la situation tendue que l'hôpital public vivait et vit encore aujourd'hui. Tout cela expliquait l'immense mobilisation pour l'hôpital née en avril 2019.

En parallèle à mes premiers pas en tant qu'interne, je débutais également comme représentant syndical. Je rencontrais donc les membres du collectif Inter-Urgences (CIU), et notamment Auriane, infirmière et présidente du CIU avec laquelle je faisais des gardes aux urgences de la Pitié de temps en temps. Elle me parlait de ce que ressentaient les infirmières, l'impression d'être méprisées par l'administration.

La problématique de l'intérim est l'archétype des dysfonctionnements de l'hôpital. Les pools d'infirmières destinées à remplacer leurs collègues dans des services constituent déjà une situation bancale puisque ces infirmières « volantes » découvrent les services au dernier moment, souvent la nuit, donc dans des circonstances stressantes pour tout le monde. Mais très vite, ces pools se sont révélés insuffisants et l'hôpital recourt alors régulièrement à des intérimaires extérieures qui viennent faire des gardes de temps à autre. Le personnel hospitalier les a vite surnommées les « mercenaires », car pour être sûres d'avoir toujours du monde, les directions sont prêtes à mettre le prix. Ce qui crée un sentiment d'injustice entre les infirmières affectées au service et celles qui viennent juste pour une « gâche » et emportent une somme rondelette. La même problématique se pose avec les médecins. La situation est tellement tendue que les hôpitaux sont obligés de payer des sommes exorbitantes pour que des médecins acceptent de venir faire une garde aux urgences, par exemple. La loi RIST votée à la fin de l'été 2021 est censée encadrer ces tarifs, mais son application a été retardée par les directions hospitalières qui craignent de ne plus trouver de médecins du tout si les rémunérations de l'intérim sont limitées.

En discutant avec les représentants du CIU, je découvrais ainsi que le *turn-over* à l'hôpital était énorme. Une infirmière restait en moyenne trois, quatre ans au maximum dans un service hospitalier avant de le quitter soit pour s'installer en libéral, soit carrément pour changer de métier. Les infirmières n'arrivaient plus à trouver leur compte entre la pénibilité et la rémunération. Dans la plupart des pays européens, ce métier essentiel au fonctionnement de tout système de santé avait été petit à petit revalorisé avec une augmentation des niveaux de compétences accompagnée d'une meilleure valorisation salariale. En termes de salaire moyen des infirmières, la France est parmi les derniers pays de l'OCDE[1]. Le CIU avait permis d'éclairer d'une lumière crue ces signaux faibles de la maladie qui couvait à l'hôpital public et qui se manifestait par une véritable perte d'attractivité pour les soignants.

Cet hiver de mobilisations et de gardes à la fois aux urgences (j'y passe d'ailleurs mon réveillon de Noël, le premier sans ma famille) et à circuler sur mon vélo la nuit entre les bâtiments de la Pitié me convainc finalement de me réorienter. Malgré toutes les difficultés que je perçois, je préfère être du côté des soignants pour y faire face que de continuer à les frôler sans apporter mon aide, si infinitésimale soit-elle. En janvier 2020, j'entame donc les démarches pour faire mon stage de mai dans un service de réanimation ou d'anesthésie. Lorsque j'avais choisi ma spécialité à l'été 2019, j'avais rapidement pensé à l'anesthésie-réanimation. Même si mon classement me permettait ce choix à Paris, j'avais choisi la santé publique. Mais je ne supportais pas de rester derrière un ordinateur et retrouvais rapidement l'envie de travailler en clinique. L'anesth-réa, comme on dit, se présentait à moi comme une évidence.

En parallèle, dès le début du mois de janvier 2020, je me connecte tous les jours sur la page de l'université Johns Hopkins (JHU) qui tient

1. https://www.oecd-ilibrary.org/social-issues-migration-health/panorama-de-la-sante-2017/remuneration-du-personnel-infirmier_health_glance-2017-58-fr;jsessionid=yXCRVcyOY0sMhHRapfTF9ElZ.ip-10-240-5-52

à jour une carte des cas recensés d'une nouvelle virose émergente qui commence à se répandre doucement et sûrement de pays en pays. Je suis vraiment curieux et intrigué. En 2013-2014, j'avais prêté beaucoup d'attention à l'épidémie d'Ebola qui me paraissait inquiétante en ce qu'elle était violente et surtout qu'elle touchait pour la première fois des espaces urbains densément peuplés. À l'époque, cette virose particulièrement mortelle était restée limitée à trois pays d'Afrique de l'Ouest. Je me souviens précisément de ce 20 janvier 2020 lorsque je vois sur la carte du site de JHU que le Sars-Cov-2 est présent dans trois autres pays d'Asie que la Chine, où il était apparu fin décembre. Ce jour-là, je me dis qu'il se passe quelque chose d'important, même si je n'ai évidemment pas imaginé une seule seconde l'impact qu'allait avoir ce virus sur nos vies. Quatre jours plus tard, les premiers cas sont dépistés sur le sol français, alors que, le 21 janvier, notre ministre de la Santé déclarait que le « risque d'introduction du virus en France [était] faible ».

En février, quelques jours après une garde aux urgences de la Pitié où personne ne porte encore de masque, je développe un syndrome grippal vraiment cogné. Je passe plus de quarante-huit heures au fond de mon lit avec de la fièvre et des difficultés à respirer. Ma compagne est franchement inquiète tandis que, moi, je suis persuadé d'avoir juste attrapé la grippe, particulièrement virulente à l'époque. Pourtant, pour l'avoir déjà eue, je sentais bien qu'il y avait quelque chose de différent, notamment cette oppression thoracique. Finalement, je vais un peu mieux au bout de quatre, cinq jours. Je me souviens à l'époque de m'être convaincu qu'il fallait que je porte un masque avant de retourner au travail. J'ai fait littéralement une dizaine de pharmacies dans mon quartier qui toutes m'ont dit qu'elles n'en avaient plus aucun. Ce que j'ai trouvé vraiment bizarre. En retournant au bureau, j'ai tâché du mieux possible de respecter les gestes barrières, mais je culpabilisais beaucoup de ne pas porter de masque. Que ce soit la grippe ou le Covid, j'espérais ne pas contaminer mes collègues. Les disputes avec certains qui s'obstinaient à vouloir qu'on se serre la main avaient commencé… Bientôt, tout cela envahirait l'intégralité de notre quotidien.

# 2

# Pénuries

Le bip strident du DECT[1], terme barbare pour désigner nos téléphones sans fil qui nous suivent partout à l'hôpital, me sort immédiatement de ce qu'on appelle improprement un « sommeil léger ». Lorsque je suis de garde, je ne dors jamais profondément. Quelle que soit l'heure de la nuit à laquelle je suis réveillé par ledit DECT, j'émerge aussitôt. Au bout du fil, une infirmière me parle d'un patient très agité qui a du mal à respirer. Je lui demande où elle se trouve, elle me donne un numéro de chambre. Dans quel bâtiment ? « En psychiatrie. » Il y a trois bâtiments dédiés à la psychiatrie au sein de l'hôpital de la Pitié-Salpêtrière. J'insiste pour avoir le nom du bâtiment. OK, « La Force ». Est-ce qu'il y a un code pour entrer ? Elle ne sait pas, elle est intérimaire, je lui demande donc son numéro pour l'appeler au cas où je n'arriverais pas à accéder au service. Je raccroche,

1. Digital Enhanced Cordless Telecommunications.

me lève, jette un coup d'œil sur ma carte de l'hôpital : le bâtiment La Force est littéralement à l'opposé de l'endroit où je suis, donc *a minima* à vingt minutes à pied. Je mets ma parka et mon casque et prends mon vélo. Je l'utilise pour me déplacer la nuit entre les bâtiments, ça me fait arriver plus vite au chevet des patients tout en gagnant un temps de sommeil précieux.

Dehors, le froid est saisissant, il doit être à peu près 4 heures du matin. Je suis sur le pont depuis 8 h 30 la veille. Je marche vers mon vélo en ayant déjà oublié pour quelle raison exactement l'infirmière de La Force m'a appelé. Je croise en longeant notre bâtiment-dortoir une co-interne. Sans l'avoir jamais rencontrée, je reconnais dans son expression cette peur mêlée d'anxiété qui fige le visage des soignants depuis le début de ce qu'on appellera plus tard la « première vague ». Je lui demande si ça va, elle ne me répond pas et me dit directement, comme pour se délester d'un poids trop lourd pour elle : « Y a plus aucune place en réanimation sur la Pitié. » Je mets un peu de temps à intégrer l'information, l'heure, la fatigue, l'incrédulité : « Attends, il n'y a plus aucune place de soins critiques dans le plus grand établissement de santé d'Europe ?! » Un établissement qui compte hors période de Covid quatre services de réanimation pour un total d'une soixantaine de lits de soins critiques et qui est monté jusqu'à cent quinze lits de réanimation en réquisitionnant tout le personnel et le matériel disponibles, y compris dans les blocs opératoires à l'arrêt depuis début mars. Elle me répond avec le faux calme propre à la « dépersonnalisation », cet état que l'on retrouve chez les travailleurs atteints d'épuisement professionnel : « On a reçu aux urgences un patient d'une soixantaine d'années, Covid +, qu'on a dû intuber rapidement pour détresse respiratoire. Quand j'ai appelé la régulation des lits de soins critiques, ils m'ont dit qu'il n'y avait plus de place. Que si je voulais qu'une réa prenne mon patient, il fallait qu'ils en débranchent un. »

Nous sommes fin mars 2020, la France est frappée de plein fouet par la pandémie de Covid-19. Le nombre de morts croît de jour en jour, la situation devient critique dans deux grandes régions, le Grand Est et l'Île-de-France. Les réanimations encaissent un afflux continu de patients sévèrement atteints et les projections prévoient une sortie de l'épidémie au mieux fin avril, voire fin juin pour les plus pessimistes. L'hôpital public qui sort de longs mois de mobilisation sociale est propulsé en première ligne d'une crise sanitaire sans précédent.

Revenons en arrière. Dans la nuit du 25 au 26 février 2020, le premier citoyen français malade du Covid sans avoir voyagé en meurt à la Pitié-Salpêtrière. Je suis de garde aux urgences le lendemain et je me souviens que tout le monde parle de cet homme d'une soixantaine d'années, actif, sans comorbidités extraordinaires, qui a présenté un tableau respiratoire gravissime l'ayant emporté en quelques jours. On commence alors à comprendre que nous n'avons pas affaire à une simple « grippette ». Une grippe n'emporte pas une personne en bonne santé si vite.

Le 27 février au matin je sors de garde et rentre chez moi. En arrivant, je reçois un message de mes collègues me disant que j'ai raté à quelques minutes près la visite surprise du président de la République et du ministre de la Santé Olivier Véran. Ils ont fait un passage à la Pitié-Salpêtrière, notamment au service des urgences. Je voyais ça comme le signe d'une situation préoccupante qui affolait jusqu'au plus haut niveau de l'État. Le fond du discours présidentiel ce jour-là n'était d'ailleurs pas très rassurant. M. Macron nous engageait à « tenir au mieux », pour reprendre ses mots. Certains médecins de la Pitié ont saisi cette occasion pour continuer d'alerter le président de la République sur l'état dans lequel se trouve l'hôpital depuis plusieurs mois. Ils lui ont expliqué notamment que le virus devait probablement circuler déjà activement sur le territoire national puisque le patient décédé la veille n'avait aucun lien avec l'étranger. On découvrira ensuite que la contamination de ce patient, professeur dans un lycée de Crépy-en-Valois, est probablement en lien avec le cluster de la base militaire de Creil, cluster dont l'existence a été niée par le ministère de la Défense mais confirmée par de nombreuses sources journalistiques[1].

Lors de cette visite, un médecin fait également remarquer au président de la République et à son ministre de la Santé que l'hôpital public était déjà en grande difficulté avant même l'épidémie de coronavirus. Un autre praticien explique qu'il va falloir injecter de grandes quantités d'argent dans l'hôpital pour qu'il tienne bon. Quelques semaines plus tard, en préparant une audition au Conseil économique, social et environnemental (CESE, la troisième chambre du Parlement avec l'Assemblée nationale et le Sénat), je découvre que, durant la première vague, qui avait pourtant été très courte, l'État a dépensé, rien qu'à l'hôpital, plus de dix milliards d'euros. Dix milliards d'euros, c'est peu ou prou ce que l'État a « économisé » sur les dépenses hospitalières en dix ans de politiques d'austérité budgétaire.

Entre fin février et mi-mars 2020, l'atmosphère à la Pitié change progressivement. Le plan blanc qui a été déclenché quelques jours après le décès du professeur de l'Oise provoque la déprogrammation des soins qualifiés de « non urgents ». Terme un peu contre-intuitif quand on parle d'opérations et de rendez-vous médicaux. Durant mes gardes aux urgences, on commence à constater une baisse de la fréquentation. La plupart des patients

1. Article du *Parisien* mis en ligne le 28 février 2020 à 22 h 02, modifié le 29 février 2020 à 10 h 21.

qui continuent d'arriver sont sévèrement atteints et désormais la moindre toux est suspectée d'être une infection à Covid-19. Pour autant, les tests tout comme les masques sont rares à ce moment-là et nous devons les utiliser avec parcimonie.

La semaine précédant l'annonce du confinement, l'établissement est sur le pied de guerre. L'ambiance est martiale. Un calme relatif habite les rues quasi désertes de l'hôpital-ville dans lequel il y a d'habitude des embouteillages de taxis et d'ambulances. L'annulation de la plupart des soins programmés a permis de libérer des lits et du personnel. Autour de certains bâtiments clefs, l'activité est plus intense. Les services d'urgence, de réanimation, de maladies infectieuses et de pneumologie sont en train de s'organiser pour faire face à un afflux de patients, décrit par les différentes études qui sortent à ce moment-là comme « majeur ». On prévoit des dizaines de milliers d'hospitalisations dont plus de dix mille uniquement en réanimation. Franchement, personne ne sait si l'hôpital tiendra le coup. Certains bâtiments sont littéralement vidés de leurs patients qui sont transférés dans d'autres services pour préparer des étages entiers à n'accueillir que ceux infectés par le Covid.

Devant l'entrée du bâtiment des urgences, des tentes sont érigées pour créer une filière d'accueil spécifique aux patients suspectés d'être infectés par ce nouveau virus respiratoire. Je suis assez agréablement surpris de voir des soignants donner des instructions à des directeurs de l'établissement qui se démènent pour trouver les solutions logistiques aux défis hors du commun qui se présentent à nous. C'est à ce moment que, pour la première fois depuis que je fréquentais les hôpitaux publics, j'ai vu la puissance publique se mettre au service d'un seul objectif : soigner le plus de patients possible. Et ce fut assez réjouissant.

Initialement, le service des urgences avait été réorganisé pour prendre en charge, d'un côté, les patients suspectés d'être infectés par le Covid et, de l'autre, les « autres ». Mais très vite cette organisation, parfaitement pertinente, s'est révélée insuffisante. Non seulement parce que les patients Covid étaient de plus en plus nombreux, mais aussi parce qu'il était finalement très compliqué de les distinguer des « autres ». En effet, à cette époque de l'année, les syndromes grippaux (toux, nez qui coule, fièvre, courbatures) étaient très fréquents. Ils pouvaient être le signe d'une infection par la grippe comme par le Covid ou d'une autre virose quelconque.

Les passages aux urgences pour détresse respiratoire commencent cependant à sérieusement augmenter. La grippe peut certes provoquer une défaillance respiratoire sévère, mais pas chez des patients d'une cinquantaine ou d'une soixantaine d'années avec peu de problèmes de santé. La plus grosse difficulté, à ce moment-là, était le peu de tests à notre disposition ainsi que le délai de vingt-quatre heures environ pour connaître les résultats.

Il était vraiment difficile de savoir précisément qui était infecté ou non.

Deux symptômes nous permettront par la suite de mieux identifier les patients atteints du Sars-Cov-2 : l'anosmie et l'hypoxie heureuse. Dans les premières études qui nous sont parvenues de Chine, aucune ne parle de l'anosmie, cette perte du goût et de l'odorat, qui s'est révélée par la suite être un élément « pathognomonique » – c'est-à-dire qui signe une maladie – de l'infection à Covid-19. Dès qu'on a compris cela, on a commencé à porter sur nous aux urgences un gros marqueur Velleda que l'on pointait sous le nez des patients. Lorsqu'ils ne réagissaient pas à cette odeur forte et répulsive, on pouvait être sûrs qu'il s'agissait du Covid. L'autre symptôme est encore plus étonnant. Il s'agit de l'hypoxie heureuse, qui décrit cet état paradoxal où les patients présentent tous les signes objectifs de la détresse respiratoire sans le percevoir consciemment. Le taux d'oxygène dans le sang avait beau être très bas, les patients continuaient de nous répondre que « ça allait ». On se retrouvait donc souvent à intuber des patients qui n'étaient visiblement pas en détresse respiratoire puisqu'ils n'étaient pas essoufflés mais dont les poumons étaient incapables de remplir leur rôle d'oxygénation du sang.

Le service de Santé publique dans lequel j'étais en stage a été mis en télétravail dès le 15 mars. J'étais déçu de voir qu'on ne me proposait pas de participer à des projets de recherche. J'étais quand même dans le département de recherche clinique de la Pitié-Salpêtrière, un établissement qui va d'ailleurs s'illustrer durant la crise par le nombre de publications scientifiques qu'il produira sur le Covid. Pourtant, aucune consigne ne m'est parvenue et je n'avais pas d'ordinateur à ma disposition chez moi pour réaliser mes analyses statistiques.

Renvoyé en télétravail sans travail, je me suis donc porté volontaire pour donner un coup de main aux urgences. Se sont ensuivies trois semaines intenses, où j'allais à l'hôpital quasiment tous les jours, y compris ceux où je n'étais pas censé y être. J'assistais à tout un tas de réunions, qui se terminaient la plupart du temps sur des projets abandonnés au bout de quelques jours parce que l'évolution de l'épidémie était trop imprévisible.

Les urgences faisaient face et arrivaient à canaliser la plupart des patients. Les plus gravement atteints, ceux qui étaient intubés dès leur prise en charge préhospitalière, allaient directement dans les unités de réanimation sans passer par les urgences. Le plus dur aux urgences, ce n'était pas le flux de patients, nous y étions habitués. Dans tous les services d'urgence, il existe une unité d'hospitalisation de courte durée, qu'on appelle aussi « les portes » dans notre jargon. Je n'y étais pas affecté, car c'étaient surtout les internes urgentistes qui géraient cette vingtaine de lits dans lesquels arrivaient les patients qui devaient être hospitalisés sur la Pitié et pour lesquels on attendait une place. Durant les trois semaines les plus dures de la première vague, cette unité d'hospitalisation de courte durée a été littéralement transformée en mouroir. Les patients très âgés qui arrivaient notamment des maisons de retraite ne pouvaient pas être admis en réanimation, car on savait qu'ils n'y survivraient pas. La plupart des lits d'hospitalisation se sont rapidement retrouvés occupés par des patients moins gravement malades mais plus jeunes et pour lesquels il y avait encore un espoir de guérison. Les personnes très âgées ou ayant beaucoup de problèmes de santé préexistants à leur infection par le Covid ne pouvaient être sauvées. Il fallait donc les accompagner dans leurs derniers instants. C'est ce qu'on fit dans le service d'hospitalisation de courte durée des urgences qui n'était absolument pas fait pour ça. Les espaces n'étaient pas adaptés, trop exigus. Il n'y avait qu'un seul accès au service, donc les gens en pleurs se croisaient dans les couloirs. Nous tentions tant bien que mal de maintenir les portes des chambres fermées pour éviter la contamination de l'air. Les proches insistaient pour rester dans le service bien que la plupart n'aient pas de masque. La tension était palpable et omniprésente. C'était vraiment l'antichambre des enfers.

En parallèle de mes gardes aux urgences, un médecin de ce service m'a proposé d'être posté dans une petite unité qui venait d'être créée deux étages au-dessus. Appelée le « Château », cette unité d'une dizaine de chambres allaient devoir accueillir des patients fortement suspectés d'être infectés par le Covid mais pour lesquels la confirmation par PCR n'était pas encore disponible. Les tests étaient réalisés au compte-gouttes par les laboratoires de l'hôpital. On lira par la suite que de nombreux laboratoires ayant les machines disponibles pour réaliser ces examens n'ont pas été sollicités durant la première vague.

Nous étions trois médecins, deux seniors et moi comme interne, à nous relayer sept jours sur sept dans cette petite unité de post-urgences où nous devions surveiller ces patients dont certains pouvaient très rapidement décompenser sur le plan respiratoire. Ce pouvait être d'autant plus brutal que les patients présentaient cette hypoxie heureuse dont je vous parlais plus haut. J'ai par exemple pris en charge un patient d'une quarantaine d'années, gendarme, que l'on a mis dans notre petite unité en attendant le résultat de sa PCR. Le diagnostic était quasiment certain puisque au scanner son poumon était atteint à plus de 50 % et qu'il avait en prime une embolie pulmonaire bilatérale massive, pathologie très rare et qui s'est avérée être plus fréquente chez les malades atteints du Covid. Le Sars-Cov-2 ne fait pas que détruire les poumons, il endommage également la paroi des vaisseaux et peut ainsi provoquer des thromboses, des caillots bouchant des artères même de gros calibre comme les artères pulmonaires.

Le patient gendarme est donc sévèrement atteint avec une saturation en oxygène en air ambiant bien inférieure aux 90 % réglementaires. Et pourtant, je le vois se balader dans sa chambre, retirer ses lunettes à oxygène et parler à tue-tête au téléphone, expliquant à sa famille que tout va bien et qu'il ne faut pas qu'ils s'inquiètent. Moi, j'étais très inquiet. J'avais en tête qu'un patient avec une embolie pulmonaire massive doit rester le plus longtemps possible allongé, sans quoi il court le risque de mobiliser les caillots dans ses artères pulmonaires, ce qui peut entraîner un arrêt cardiaque.

Régulièrement, je passe une tête dans sa chambre pour lui demander gentiment d'aller se rallonger et de remettre son oxygène. Chaque fois, il obtempère calmement pour se relever quelques minutes plus tard et reprendre ses déambulations. Je dois avouer qu'initialement on a vraiment pensé qu'on avait affaire à des personnes un peu butées. Mais on a découvert petit à petit que les patients atteints du Covid présentaient un « contact » un peu étrange. Déjà, respirer normalement avec moins de 50 % de son poumon intact, c'est bizarre. Il a fallu attendre plusieurs mois pour que des études démontrent que le Covid provoquait également une atteinte neurologique, la même qui expliquait la fameuse perte d'odorat par altération du nerf olfactif.

Durant ces journées intenses de mars 2020, je découvrais cette nouvelle maladie mais aussi ce que c'était que de travailler en ayant peur. J'avais déjà exercé dans des environnements où il fallait faire « attention » aux maladies que portaient les patients. J'avais notamment effectué un stage dans le service des maladies infectieuses d'un hôpital de Dakar au Sénégal où nous passions la journée dans une petite pièce avec une dizaine de malades dont la moitié avaient une tuberculose pulmonaire. Je me souviens d'avoir été à l'époque assez peu précautionneux, me considérant comme protégé par ma bonne immunité et une vaccination ancienne.

Face au Covid, plusieurs éléments entretenaient la peur. Le premier, c'est qu'on connaissait encore très mal la maladie. On ne savait pas si les personnes jeunes s'en sortaient vraiment systématiquement. On voyait d'ailleurs arriver des personnes d'une trentaine d'années à bout physiquement même si peu d'entre elles finissaient en réanimation. L'autre paramètre déterminant dans notre sentiment de peur permanent, c'était le manque d'équipement pour assurer la protection individuelle. Je ne vais pas vous refaire *in extenso* le chapitre du manque de masques, de surblouses et de gel hydroalcoolique, mais je tiens quand même à rappeler que tout cela était vrai.

Un seul masque m'était confié au début de mes journées de travail, y compris celles qui se terminaient avec une garde. J'avais donc régulièrement un masque pour vingt-quatre heures de travail. La plupart du temps le masque était de type chirurgical alors que les recommandations de l'époque expliquaient bien que le risque de contamination par l'air justifiait de porter un masque FFP2. Ceux-ci sont arrivés au compte-gouttes bien après les premières semaines. Les stocks étaient surveillés par des agents de sécurité et les codes d'accès n'étaient connus que de quelques personnes. La crainte des vols était omniprésente et rendait les cadres de santé paranoïaques.

Nous ne pouvions pas en changer durant la journée. Craignant de nous autocontaminer en le manipulant, nous passions donc la plus grande partie de notre temps avec le masque sur le nez en buvant un minimum et sans manger le midi. Nous savions tous qu'un masque chirurgical perd en efficacité au bout de quatre, cinq heures de port, car l'humidité dégagée par la respiration le rend poreux. Nous passions donc le moins de temps possible dans la chambre des patients et les surveillions par le hublot présent sur la porte.

Dans ma petite unité, je recevais des patients qui n'étaient pas sévèrement atteints au point de devoir être intubés mais qui étaient suffisamment malades pour être venus aux urgences. Une fois que j'obtenais le résultat positif du test PCR, le plus dur restait à faire. Il s'agissait de réévaluer le patient et de décider si oui ou non il y avait une indication à l'hospitaliser. J'avoue que, la première semaine, je prenais le moins de risques possible, et j'essayais au maximum d'orienter vers l'hospitalisation tout patient présentant des comorbidités ou me paraissant isolé au domicile.

Plus les jours passaient, plus le médecin de la régulation qui centralisait les demandes d'hospitalisation en « unités Covid » devenait exigeant sur le niveau de sévérité que devaient présenter les patients à garder à la Pitié-Salpêtrière. Très rapidement, le critère qui s'imposa devint : est-ce que le patient a besoin d'oxygène ? Si la réponse était « non », il était renvoyé à son domicile avec un suivi à distance *via* une application en cours de développement. On inscrivait les patients que l'on renvoyait à domicile sur une plateforme que mettait en place l'AP-HP et qui permettait, théoriquement, de suivre certains paramètres cliniques à distance. Si cet outil était tout à fait pertinent, son application concrète donnait des sueurs froides. Devoir expliquer en quelques minutes à une personne âgée et/ou ne parlant pas bien français comment mesurer ses battements cardiaques ou sa fréquence respiratoire était une gageure.

L'attitude des patients évoluait également au fil des jours. Au début, ils étaient réticents à rester à l'hôpital, car ils avaient peur de finir dans le décompte macabre que le professeur Salomon, directeur général de la santé, mettait un point d'honneur à égrener tous les soirs. Mais au bout de quelques jours, cette crainte se mua en une peur de rentrer chez eux avec une maladie susceptible de mettre en danger leur famille et de les emporter avant d'avoir le temps de revenir à l'hôpital. On nous demandait de concilier les impératifs organisationnels avec notre sens clinique. Or les deux pouvaient s'opposer. Les premiers jours, j'ai parfois insisté pour hospitaliser des personnes que je ne voulais pas voir retourner à leur domicile parce que trop peu entourées ou trop peu autonomes pour appeler les secours en cas de dégradation brutale. Rapidement, ce ne fut tout simplement plus possible. Autour du 20 mars, quelques jours avant la saturation des lits de réanimation à la Pitié-Salpêtrière, il n'y eut plus aucune place d'hospitalisation.

Mes autres activités durant cette « première vague » consistèrent à reprendre des gardes d'intérieur à des collègues qui ne pouvaient plus les assurer parce que des lignes de gardes étaient montées dans les unités Covid elles-mêmes. Les gardes d'intérieur étaient donc des gardes pour s'occuper de toutes les unités non-Covid de l'établissement. Je pris conscience qu'un décalage était en train de s'installer entre les filières Covid et les « non-Covid ». La mécanique de l'activité Covid s'était organisée au pied levé, certes, mais fonctionnait assez bien. Il faut dire que pour une fois c'étaient les soignants qui étaient aux manettes de l'hôpital et qui décidaient de son organisation. Au bout de la première semaine de confinement, les choses se figèrent petit à petit. Les urgences étaient en quasi *lock down* Covid, ne recevant que des urgences Covid, toutes les autres étant redirigées vers les établissements privés. Les services de maladies infectieuses, pneumologie et les différentes unités de soins intensifs avaient été convertis en unité *full* Covid avec leurs propres listes de gardes, leur personnel renforcé et leur matériel en quantité limitée.

Le reste de l'hôpital que je sillonnais lors de mes gardes d'intérieur semblait avoir été oublié de tous. J'y voyais des soignants se démener avec des consignes contradictoires. Les patients « non-Covid » continuaient d'avoir besoin de soins, toutefois la réorganisation, pour faire face au raz-de-marée annoncé, avait oublié tous ces services livrés à eux-mêmes. La grande difficulté de cette autre « partie » de l'hôpital, c'est que personne ne savait précisément qui était Covid ou non. Les tests étaient une denrée rare réservée aux patients arrivant aux urgences et présentant des signes évocateurs du Covid. Dans les services d'hospitalisation, il était quasiment impossible de faire tester un patient. De la même façon, le peu de matériel de protection disponible était dirigé préférentiellement vers les unités Covid. Ce qui était logique, mais il faut bien voir que la dimension « non-Covid » des autres services de la Pitié était plus incertaine que ce que les grands ordonnateurs de l'hôpital imaginaient.

L'épidémie évoluait à l'intérieur de l'hôpital lui-même et j'étais aux premières loges pour le constater. L'exemple de la gériatrie est éloquent. Tous les services sont regroupés dans un seul bâtiment. Initialement, toutes les unités (sous-ensembles du service) étaient étiquetées « non-Covid ». Puis, une nuit, lors d'un déplacement que je faisais dans le bâtiment, je constate que des doubles portes avec un gros écriteau « COVID » sont fermées et que des chaises en bloquent l'ouverture. Petit à petit, c'est toute une aile qui fut transformée en « aile Covid ». Je découvris qu'en fait il y avait un tel manque d'équipement de protection, qu'à partir du moment où un patient était dépisté positif dans une partie du service toute l'unité était condamnée à devenir *Covidland* avec ses résidents. La suite logique, au regard de l'âge des personnes hospitalisées dans ces services, était des décès en chaîne que je venais constater la nuit.

Je livre ici, à ce sujet, une anecdote assez effarante. Les internes de médecine n'étaient pas autorisés à signer les certificats de décès. Nous avons appris de manière tout à fait fortuite en avril 2020 que c'était désormais possible ; en pleine pandémie, un décret nous autorisait à signer le fameux « papier bleu ». Je dois avouer que nous avons été un certain nombre à rire jaune en découvrant cela. Mais c'était finalement logique, vu que nous étions en première ligne et que nous représentons 40 % du personnel médical de l'AP-HP en temps normal comme en temps de crise.

Les clusters intrahospitaliers étaient nombreux à cette période même s'ils n'étaient pas encore relevés par les autorités sanitaires. Je ne pouvais que les constater, comme cette nuit de garde d'intérieur pendant la première vague où j'ai été appelé dans une unité de psychiatrie pour une détresse respiratoire. Quand je suis arrivé dans le service, on m'a informé que la patiente en question était Covid + et qu'elle se trouvait dans une chambre avec un autre patient infecté. Je ne savais même pas qu'il y avait des lits Covid dans ce service. Les infirmières m'ont expliqué que c'était nouveau, qu'il s'agissait de patients ayant attrapé le Covid pendant leur hospitalisation.

Devant la chambre double, je cherchais le matériel de protection. Pas de masque, pas grave, j'ai le mien que je porte depuis le matin. Pas de lunettes, d'accord, je nettoierai les miennes. Pas de blouses, on me tend un rouleau de sacs-poubelle. J'ai eu un mouvement de recul. J'avais effectivement entendu parler dans les médias de ces soignants qui expliquaient qu'on leur avait demandé de se protéger en enfilant des sacs-poubelle. J'avais même vu passer les tutos de l'AP-HP sur comment bien découper son sac pour en faire un vêtement de protection. Mais je ne voulais pas croire qu'on en était véritablement là. Et le moins que l'on puisse dire, c'est que je me suis vraiment mis en colère. Je ne sais pas si c'était la fatigue ou le sentiment d'humiliation, mais j'ai refusé catégoriquement de porter un sac-poubelle pour aller examiner la patiente.

Les infirmières sont un peu surprises de ma réaction, peut-être excessive. Elles semblent très embêtées et l'une d'elles va fouiller dans une salle obscure pour en sortir une blouse de patient qu'elle me tend avec un regard compatissant. La patiente était en détresse respiratoire aiguë. Elle n'était pas très âgée mais, à cause d'un terrain psychiatrique très lourd, elle avait été récusée à la réanimation. J'ai donc prescrit des aérosols et lui ai mis un masque d'oxygène haute concentration. Je ne pense pas qu'elle ait survécu.

Le manque de matériel de protection me pesait énormément. Je vivais avec ma compagne et un colocataire asthmatique et j'avais la hantise de rapporter le Covid chez moi. Certes, je voyais bien que les personnes de mon âge n'étaient pas gravement atteintes, mais ça n'avait pas l'air non plus d'une promenade de santé. Et il y avait déjà, au regard de la sévérité des lésions pulmonaires qu'on voyait au scanner même chez des patients peu symptomatiques, un doute sur les conséquences à long terme de la maladie. La pénurie de masques et de surblouses a donc été très mal vécue par les soignants. Quand on entendait parler de guerre, on avait l'impression d'être envoyés au front nus comme des vers. Ce qu'aucun soldat n'aurait accepté.

Les soignants n'étaient d'ailleurs pas immunisés contre la maladie. Un soir que j'allais à la salle de repos pour faire mon choix parmi la montagne de nourriture que nous envoyaient les restaurants du coin depuis le début du confinement, au moment de découper une part dans un *panettone* géant qui faisait littéralement la taille de la table, j'entends un début de dispute entre une infirmière et un infirmier. Je les connaissais tous les deux, ils travaillaient aux urgences. Je constatais rapidement, malgré la fatigue, que l'infirmier avait les yeux rouges, était en sueur et toussait allègrement. Le diagnostic ne faisait pas franchement de doute.

L'infirmière est en train de hausser le ton pour expliquer à son collègue qu'il présente tous les signes du Covid et qu'il faut qu'il se fasse tester. Sur le moment, je trouve son discours tout à fait raisonnable. Sauf que l'infirmier en face est certes entièrement d'accord avec elle mais expose calmement qu'il est allé voir la cadre de santé pour se faire tester et que celle-ci lui a répondu qu'il ne pouvait pas le faire ici. Contrairement aux médecins et aux internes, il doit prendre rendez-vous avec la médecine du travail sur son temps libre et aller se faire tester à l'Hôtel-Dieu sur l'île de la Cité ! J'étais sidéré par la complexité de la procédure pour réaliser un test qui aurait permis à cet infirmier de savoir s'il avait le Covid et, le cas échéant, ne pas risquer de contaminer ses collègues. L'infirmière et moi lui avons demandé de répéter, tellement c'était insensé. Cette situation a duré au moins une dizaine de jours, avant que l'établissement ne se résolve à autoriser les dépistages aux urgences pour tous les personnels.

Notre syndicat national, dont j'étais le secrétaire général à l'époque, a diffusé un questionnaire afin de faire un état des lieux des contaminations parmi les internes[1]. Les résultats étaient assez impressionnants. Non seulement on retrouvait une corrélation forte et évidente entre les internes qui déclaraient manquer de matériel de protection

1. https://isni.fr/covid-19-les-internes-ont-du-continuer-a-soigner-alors-quils-elles-etaient-infecte-e-s/

et leur taux de contamination par le Covid, mais, surtout, on constatait que les règles d'éviction des cas positifs symptomatiques n'étaient pas respectées par la plupart des établissements en France, et en particulier dans les régions les plus touchées. La pression était telle et notre présence si indispensable qu'il était impensable pour les directions hospitalières que nous puissions quitter nos postes trop longtemps, même quand nous étions malades.

En plus des gardes d'intérieur et de ma petite unité de Covid au-dessus des services d'urgence, je réalisais des gardes dans des unités d'hospitalisation conventionnelle transformées en services *Covidland*, comme on les appelait. Ces gardes étaient éprouvantes parce qu'il s'agissait de surveiller des patients qui auraient exigé des soins intensifs et qui étaient hospitalisés comme n'importe quel patient. Il y avait notamment une unité de pneumologie qui avait été transformée en unité de soins Covid avec des patients très lourdement atteints, certains ayant des dispositifs que nous n'étions pas censés installer hors des réanimations. Nous passions une partie de la nuit à arpenter les couloirs avec nos collègues infirmières pour vérifier par les hublots des portes des chambres que les patients étaient bien vivants. Le niveau de stress était maximal.

Les gardes dans ces unités permettaient aussi de discuter avec des infectiologues et des pneumologues de l'état des connaissances sur la maladie. C'était à la fois impressionnant et un peu inquiétant de voir des grands professeurs de médecine tâtonner dans leurs explications sur cette virose émergente. J'étais frappé par la différence entre les discours précautionneux de ces médecins en première ligne et les vérités que d'autres, à mon avis plus éloignés du « front », assenaient à la télé ou à la radio. Je constatais que tous les protocoles de soins étaient tentés, de l'hydroxychloroquine au tocilizumab. Contrairement à ce qui pouvait être reproché aux médecins dans les médias, toutes les molécules étaient testées.

Vers la fin de cette première vague qui a duré seulement quelques semaines, la plus courte de toutes celles qu'on a connues depuis, on commençait à voir dans ces services *Covidland* les survivants du Covid. Un jour que j'étais de garde, je suis entré dans la chambre d'un patient qui venait de sortir de réanimation. Il a sursauté quand j'ai ouvert la porte, au point d'en faire tomber sa tasse. Il s'agissait d'un homme d'une quarantaine d'années, sans antécédent notable hormis un diabète héréditaire. Il venait de passer plus de trois semaines en réanimation, dont quinze jours intubé et ventilé. Il avait tous les symptômes du syndrome de stress post-traumatique. Je ne connaissais pas encore la littérature sur ce sujet, mais il avait été démontré qu'une partie non négligeable des patients passés en réanimation sortaient de là traumatisés. Et je pouvais le comprendre. On imagine mal, tant qu'on ne l'a pas vu de ses yeux, l'hostilité d'une chambre de réanimation avec tous ces câbles et tuyaux enfoncés dans le corps des patients, toutes ces machines qui bipent jour et nuit. On a parfois l'impression, quand on est soignant en réanimation, d'être maltraitant, nos actes thérapeutiques étant tellement invasifs qu'on en prend parfois peur.

Quatre semaines environ après le début du confinement, l'afflux de patients arrivant aux urgences s'est très rapidement tari. Il ne restait « qu'à » gérer les dizaines de patients hospitalisés et encore en train de lutter contre la maladie. La pression redescendait et on sentait chez les soignants que la délivrance approchait. Les beaux jours nous permettaient même de prendre de vrais moments de pause en extérieur à parler de ce qu'on ferait quand l'heure de la libération sonnerait. On se refusait à penser que cette situation si exceptionnelle allait se répéter. Et puis les applaudissements aux fenêtres nous laissaient naïvement penser que les gens allaient enfin s'intéresser à nous et à nos conditions de travail. Nous étions un peu grisés par notre popularité et nous étions fiers d'avoir « tenu la baraque », comme on se le disait.

Les internes d'Île-de-France ont été à ce titre exemplaires. Nos syndicats locaux ont créé une cellule de crise dédiée au redéploiement des internes dans tous les services en ayant besoin. Nous avons ainsi recensé plus de mille quatre cents internes dont onze cents ont été réaffectés dans des unités de soins intensifs ou de soins Covid + rien que dans la région francilienne. Les internes de chirurgie, au chômage technique, venaient par exemple dans les réanimations pour aider les équipes à mettre les patients très malades sur le ventre (la désormais tristement fameuse technique du « décubitus ventral » qui améliore l'oxygénation du sang). Nous avons également accepté de décaler notre changement de stage d'un mois. Nous étions censés commencer un nouveau stage début mai. Finalement, au regard de la situation, les syndicats d'internes ont proposé de décaler cette prise de poste à début juin. Cette solution a été accueillie avec soulagement par le ministère de la Santé bien conscient que les périodes de changement de stages sont critiques dans les services, car, les internes étant indispensables à leur fonctionnement, les quelques jours de flottement où ils prennent leurs marques auraient pu mettre en difficulté des établissements sous forte tension.

Étant élu national, je m'occupais de la partie « relations institutionnelles » de la cellule de crise francilienne. Nous étions d'autant plus fiers de notre travail que, il faut bien l'avouer, nos autorités de tutelle ont brillé par leur absence durant cette crise. L'ARS Île-de-France a par exemple été aux abonnés absents pendant les quinze jours à cheval entre avant et après le confinement. Nous avions besoin de l'Agence pour valider les redéploiements d'internes afin qu'ils soient couverts juridiquement. Je ne comprenais pas que nous n'ayons aucune réponse à nos mails jusqu'au jour où j'ai contacté une co-interne de Santé publique qui m'a expliqué que l'ARS fonctionnait au ralenti parce que la majorité du personnel était en télétravail à cause d'un cluster de Covid. Un membre du personnel était en réanimation et rien n'était prévu pour que les gens puissent travailler depuis chez eux.

Nous nous sommes débrouillés tout seuls, en faisant valider les réaffectations d'internes *a posteriori*. Nous savions que nous leur faisions prendre un risque mais nous ne pouvions pas laisser nos collègues dans la détresse. Durant cette période, j'avais des chefs de service de réanimation, notamment en grande couronne francilienne, qui m'appelaient en pleurs pour me supplier de leur envoyer des internes en renfort. Un chef m'avait particulièrement ému en me disant qu'il passait littéralement sa vie dans son service depuis un mois. Il faut se rappeler que les hôpitaux périphériques, notamment dans le nord et l'est de la région Île-de-France, ont été touchés par la vague de patients Covid grave bien avant l'AP-HP et le confinement. Dès la fin du mois de février, nous avions reçu des alertes d'internes qui nous disaient avoir dû doubler le nombre de listes de gardes en réanimation parce que les patients étaient trop lourds et que les nuits devenaient épuisantes.

Certains ont également profité de cette période pour expérimenter de nouveaux modes d'organisation comme faire des gardes de quatorze heures et non vingt-quatre. Le médecin arrivait donc à 18 heures dans le service après une journée de repos et avait le lendemain pour récupérer. Ils s'accordaient pour dire que ça leur permettait d'être bien plus efficaces la nuit, et ce pour le grand bénéfice des patients.

Cette première vague a été une période intense pour moi. Je l'ai vécue à 100 %, ne comptant pas mes heures à l'hôpital. J'avais l'impression d'être utile et cela a fini de me convaincre que j'avais besoin de me trouver au chevet des patients. J'avais aussi le sentiment qu'après une telle épreuve, plus rien ne pourrait nous être refusé. D'autant que nous avions tous constaté que, certes nous avions tenu, mais en puisant dans des réserves insoupçonnées et qui ne se reformeraient pas en un claquement de doigts.

Quelques jours après le déconfinement, je fais mes choix de stages et porte mon attention sur un service de réanimation polyvalente dans un hôpital de l'AP-HP de la proche banlieue parisienne. J'apprends également que le ministre de la Santé propose un Ségur de la santé qui devra prendre acte des difficultés que vit l'hôpital et y proposer des solutions. L'ISNI y sera invitée et j'aurais ainsi l'occasion de représenter mes collègues dans ce qui s'annonce comme un grand moment de concertation sociale.

Les beaux jours sont là, le déconfinement me permet de retrouver mes amis et ma famille, sortis indemnes de cette première vague. Je me projette avec impatience dans mon futur poste d'interne de réanimation et reprends mon souffle après une longue apnée en eaux profondes.

# 3

# En réa

Après avoir profité de l'accalmie du mois de mai pour prendre quelques vacances, j'entame en juin 2020 mon premier stage en tant qu'interne en réanimation. C'est une nouvelle aventure pour moi et j'ai bon espoir que ce soit l'occasion de m'assurer définitivement que mon choix de l'anesthésie-réanimation est le bon. J'aurais préféré à ce titre faire un stage en anesthésie, ne connaissant pas bien cet aspect de la spécialité, mais la ruée de mes co-internes vers ces stages éloignés du Covid pour l'été 2020 m'a contraint à opter pour un service de réanimation au sud de Paris.

En y arrivant, j'informe rapidement mon chef que je suis élu syndical et qu'à ce titre je vais avoir besoin de me libérer certains jours, ce qu'il m'accorde sans sourciller. Les invitations sont arrivées pour le fameux Ségur de la santé et il faut que j'assiste à deux ou trois réunions par semaine, en attendant que le président de l'ISNI prenne le relais. Mon chef de service était d'ailleurs très curieux de la manière dont tout cela allait se dérouler.

Quand j'étais étudiant à Sciences Po (avant de me tourner vers les études de médecine), je me suis beaucoup intéressé à la question syndicale et au dialogue social en France. J'avais travaillé sur ce sujet en master, notamment lors de mes cours de préparation au concours de l'ENA. À cette époque, mon regard était ambivalent. D'un côté, j'avais l'impression que les grandes centrales syndicales s'étaient petit à petit coupées des salariés et, de l'autre, que l'administration française n'était pas très douée pour la négociation sociale.

Le Ségur de la santé vint confirmer tout cela. J'en garde le souvenir de réunions interminables où personne ne connaît le périmètre exact des mesures qui seront prises par le gouvernement. Après trois semaines de « négociations », M. Olivier Véran finit par annoncer le montant de l'enveloppe que nous, soignants hospitaliers, allons devoir nous partager. S'est ensuivie une véritable guérilla entre partenaires sociaux, notamment entre syndicats de médecins seniors, qui m'a durablement vacciné contre la concertation sociale à la française.

En assistant au Ségur, je ne pouvais que constater un fiasco. Je l'expliquais par le fait que le ministre de la Santé s'était fixé des objectifs trop ambitieux : revaloriser les carrières, renforcer l'attractivité de l'hôpital, revoir la gouvernance, l'articulation avec la médecine de ville, etc. Alors qu'au final il n'a été question que de salaires et de dettes des hôpitaux. Il n'en est rien sorti de révolutionnaire sur la gouvernance ou l'organisation de l'hôpital qui reste entre les mains des directeurs administratifs. Ce fut une grande déception pour les soignants qui avaient montré pendant la première vague qu'ils étaient capables de se réorganiser au jour le jour afin de prendre en charge un maximum de patients dans des conditions dignes. N'était-ce pas le meilleur test grandeur nature de leurs compétences en la matière, de leur ingéniosité et de leur dévouement ?

Face à cette déception de voir qu'une refonte de notre système de santé et hospitalier était encore bien lointaine, j'ai préféré passer mon été 2020 à m'investir dans mon stage de réanimation où j'avais énormément de choses à apprendre. Je tâtonnais beaucoup au début et pris lentement mes marques dans le service.

En arrivant pour la première fois dans l'établissement, j'appréciais son architecture un peu décalée, tout en béton brut typique des années 1970 en France, et cette forme particulière en anticorps. Je trouvais que c'était un signe amusant en pleine pandémie que de travailler dans un bâtiment ayant l'aspect de cette petite molécule qui est au fondement de notre système immunitaire.

Comme tous les hôpitaux en périphérie de Paris, l'accueil des internes est beaucoup plus soigné que dans les établissements de l'AP-HP *intra-muros*. Nous sommes donc accueillis par le directeur du site qui nous rappelle à quel point son hôpital ne peut fonctionner sans nous. Il nous égrène ensuite tous les petits avantages dont nous bénéficions et qui font la différence pour les internes. Accès à nos blouses sans verser de caution, accès au restaurant du personnel et au parking pour ceux d'entre nous ayant une voiture.

Le service de réanimation où nous allons travailler se trouve au premier étage, proche des services de chirurgie et de la maternité. Il s'agit d'une structure dite polyvalente qui accueille autant des patients dans un état grave venant des urgences que des patients ayant subi une intervention chirurgicale lourde et qui nécessitent une prise en charge en réanimation. Si l'équipe paramédicale est relativement bien pourvue, du côté médical, la situation est assez critique. Le service dispose d'une capacité théorique de vingt lits, douze lits de réanimation et huit lits de soins continus destinés à surveiller des patients sévèrement atteints mais stables. Pour le nombre de patients, il aurait fallu que le service dispose de neuf médecins. Or, ils ne sont que sept.

Durant une bonne partie de l'été, seuls quinze lits sur vingt ont été maintenus ouverts. L'équipe médicale avait besoin de souffler et de prendre des congés, il y avait donc en moyenne cinq médecins chaque semaine : quatre dans le service tous les jours et un en sortie de garde qui se reposait. Ce rythme était intense pour ces médecins qui étaient pour la plupart dans la seconde moitié de leur carrière hospitalière. Du côté des internes, nous étions plus nombreux, neuf en tout, ce qui nous permettait de prendre régulièrement des semaines de récupération afin d'avancer sur les cours et, pour ceux qui finissaient l'internat, sur leurs travaux de recherche.

Le mois de juin s'écoule relativement paisiblement. Je découvre la réanimation et ses prises en charge si particulières. J'essaie également de rattraper les cours de première année d'internat d'anesthésie-réanimation et, en parallèle, je gère mes activités syndicales qui sont encore soutenues. Il faut suivre le Ségur, réunir régulièrement l'assemblée générale de l'ISNI pour qu'elle valide ou non les différentes propositions du ministère. On organise également une grève éclair vers la fin du mois de juin pour faire pression et obtenir une rallonge de trente millions d'euros pour les internes. Cependant, dès le mois de juillet, l'épidémie se rappelle à notre bon souvenir et on voit revenir les premiers patients atteints par des formes graves de Covid dans le service.

L'un des premiers d'entre eux était un homme d'affaire pakistanais qui avait passé pas moins de trois frontières avant d'atterrir dans un lit du service. Nous ne comprenions pas comment il était possible de voyager autant sans qu'à aucun moment un test soit imposé. Le patient en question a pu prendre deux avions et un train alors qu'il était porteur du coronavirus. Ce cas nous a vite fait comprendre que la deuxième vague était inévitable. D'autant que le déconfinement avait été brutal. La réouverture de tous les lieux de vie au début de l'été a été très rapide, et la décision de faire retourner en classe les écoliers durant trois semaines en juin juste avant les grandes vacances avait probablement redonné un petit coup d'accélérateur aux contaminations. Celles-ci repartaient tranquillement à la hausse et personne ne doutait plus que les réanimations seraient prises d'assaut dès la rentrée par des patients en détresse respiratoire.

À l'époque, certains ne voulaient pas y croire, pour des raisons qui tenaient plus de l'incantation que de la science. Dans notre hôpital de la périphérie parisienne, la vague est arrivée très tôt. Comme lors de la première, ces centres en marge des grosses structures métropolitaines sont les premiers à boire la tasse, bien avant que le branle-bas général ne soit déclenché. Mi-août, en rentrant de vacances, je passe dans le couloir pour aller me changer dans notre bureau et je remarque que le nombre d'étiquettes « COVID » sur les chambres des patients s'est multiplié. Désormais, la moitié des patients du service sont atteints par des formes graves.

Si j'avais vu de nombreuses personnes infectées par cette nouvelle maladie lors de la première vague, c'était la première fois que j'assistais à la prise en charge en réanimation de ces patients. Et j'ai vite compris pourquoi c'était épuisant. En premier lieu, les patients sont transférés en réanimation parce qu'ils sont en détresse respiratoire. À ce moment-là, la prise en charge consiste souvent à essayer de passer le moment critique (entre le septième et le dixième jour après le début des symptômes) avec ce qu'on appelle de la ventilation non invasive. Il s'agit soit de lunettes nasales qui envoient de l'oxygène à très haut débit (entre cinquante et soixante litres par minute) soit d'un masque collé sur le visage, qui pousse de l'air oxygéné dans les poumons pour soulager le travail respiratoire.

D'expérience, malheureusement, ces tentatives se soldent souvent par des échecs. Tout cela se termine régulièrement à 4 heures du matin avec un patient en détresse respiratoire aiguë réfractaire qu'il faut intuber en urgence. Je découvre ces moments de panique où tout le monde se précipite autour du patient qu'il faut préoxygéner au maximum avec un masque, puis endormir rapidement pour ensuite pouvoir introduire la sonde d'intubation dans sa trachée. C'est un moment terrifiant pour les patients qui nous regardent souvent comme si leur dernière heure était arrivée. Pour certains d'entre eux, presque un tiers, c'est le dernier moment conscient qu'ils vivront…

Après l'intubation, la prise en charge est extrêmement longue. C'est l'autre particularité du Covid qui avait précipité le confinement du mois de mars. Non seulement cette virose conduit beaucoup de patients en réanimation, mais en plus ils y restent longtemps. Le poumon est un organe formidable mais fragile. Il peut cicatriser mais cela prend beaucoup de temps. En attendant, une machine est indispensable pour permettre au corps d'être oxygéné (et débarrassé de son dioxyde de carbone) convenablement. Un patient Covid grave peut ainsi rester entre deux et quatre semaines intubé en réanimation. Certains faisaient parfois des séjours de trois mois à alterner des phases d'amélioration et des phases d'aggravation. Ils développaient par ailleurs toutes les complications classiques de la réanimation, notamment les infections pulmonaires, très fréquentes sous ventilation mécanique. Après des semaines d'antibiothérapie à forte dose, les bactéries deviennent de plus en plus agressives et résistantes, et certains patients finissent par décéder d'une infection pulmonaire causée par un germe résistant à tous les traitements actuellement disponibles.

Cette maladie a vraiment fait boire aux soignants la coupe de l'impuissance jusqu'à la lie. Les prises en charge longues et complexes usent les équipes. Un traitement qui permet d'améliorer l'oxygénation du sang des patients intubés est particulièrement éprouvant pour tout le monde : le décubitus ventral ou DV. Vous avez certainement entendu parler de cette méthode thérapeutique lors de reportages sur les services de réanimation. Elle consiste à placer le patient sur le ventre. La littérature scientifique a identifié cette technique comme permettant d'améliorer l'ouverture des poumons et donc la circulation de l'air et de l'oxygène dans les alvéoles. Cependant, au regard de la lourdeur que cela représente de placer un patient sur le ventre alors qu'il est intubé avec des cathéters partout, elle est réservée aux cas les plus graves.

Quand on entend qu'un DV se prépare dans une chambre, c'est *a minima* sept membres du personnel qui doivent être mobilisés autour du patient. Ce geste qui peut paraître anodin est en fait très risqué et demande beaucoup d'attention pour que le patient ne s'extube pas brutalement ou qu'un drain ou une voie veineuse centrale ne s'arrache pas. C'est également une épreuve physique étant donné que la majorité des patients atteints de forme grave de Covid-19 sont en surpoids ou obèses.

Certains patients pouvaient être mis sur le ventre plusieurs fois au cours d'une nuit pour essayer de les sauver mais en vain. C'était épuisant et terriblement frustrant. Lors d'une garde de vingt-quatre heures, il m'est arrivé de faire sept DV, dont deux pour le même patient. J'en suis sorti avec un mal de dos qui a duré plusieurs jours. Nous avons beau essayer de rendre notre gestuelle le plus ergonomique possible, il n'empêche que le corps souffre.

La réanimation dans laquelle je travaillais à l'été 2020 s'est donc rapidement remplie de patients Covid grave, sachant que l'activité des urgences et des chirurgies était à peine ralentie. Le service manque de médecins et, avec les vacances d'été, le personnel paramédical se fait rare. Cela n'empêche pas la direction de l'établissement de mettre la pression au chef de service pour ouvrir plus de lits. Après des mois de tensions et une courte fenêtre de quelques semaines en mai-juin pour respirer, les débats sont rapidement devenus houleux dans le service. Les médecins sont à bout. La plupart ont déjà plus d'une vingtaine d'années de carrière et ils se retrouvent à faire une, voire deux gardes par semaine, ce qui finit de les épuiser physiquement. Le chef de service fait feu de tout bois pour recruter de jeunes réanimateurs, mais vous imaginez bien qu'à cette période peu de services sont disposés à « lâcher » leurs médecins. La direction n'est pas très douée non plus pour proposer des contrats attractifs aux candidats potentiels.

Du côté des infirmières, le moral est en berne. L'impression post-Ségur de la santé était globalement que leurs efforts de la première vague avaient été récompensés du bout des lèvres par quelques discours et une augmentation, 183 euros par mois, qui était certes importante mais qui n'arriverait qu'en deux fois, 90 euros en novembre 2020 et le reste en avril 2021. Personne n'avait oublié que ces gains avaient été obtenus après une pandémie mondiale, alors qu'avant le Covid, des mois de mobilisation étaient restés lettre morte. Le métier d'infirmière de réanimation est épuisant. Pourtant, ces personnels n'ont pas de statut différent de leurs collègues dans les services conventionnels. Même si le travail infirmier est éprouvant partout, les journées de réanimation sont particulièrement difficiles. Cela se ressent d'ailleurs dans la moyenne d'âge des infirmières en réa qui tourne autour de 25-30 ans. En discutant avec elles, j'apprends que la plupart n'ont pas les moyens de se loger à proximité de l'hôpital. Elles sont nombreuses à devoir faire *a minima* une bonne heure de trajet avant d'aller prendre leur poste à 7 heures du matin. Ce qui suppose donc un lever à 5 heures en moyenne. Sachant que le service se termine à 19 heures et qu'il faut encore compter une heure pour rentrer, les journées sont longues.

Si les renforts avaient été nombreux lors de la première vague, au début de la seconde en cet été 2020, ils sont inexistants. Il y a bien un pool d'infirmières qui ont été formées en quelques heures à la réanimation par la direction, mais le manque de personnel dans tous les services fait que ces personnes ne sont pas mobilisables. Et de toute façon cela n'aurait pas été leur rendre service, la pression de la réanimation étant difficile à supporter quand on débarque avec peu de formation.

À la rentrée 2020, le service se dirige lentement mais sûrement vers une prise en charge de patients uniquement atteints par le Covid. Lors d'une garde un dimanche, j'arrive dans le service qui est plein en me disant que c'est plutôt une bonne nouvelle. S'il n'y a pas d'entrées, pas de nouveaux patients qui arrivent, cela signifie que ma garde sera plus tranquille et qu'on pourra s'atteler à la prise en charge de ceux déjà présents. C'est sans compter sur le fait que ce n'est pas parce que la réanimation est pleine de patients Covid que les gens cessent de tomber malades. Durant ma garde de vingt-quatre heures, nous avons donc dû nous occuper de trois patients en détresse vitale immédiate, qu'il a fallu réanimer, « techniquer » (intuber, mettre les voies/cathéters dans les gros vaisseaux pour passer les médicaments) et ensuite envoyer en ambulance médicalisée du SAMU vers une réanimation ayant de la place pour les accueillir. Je n'ai littéralement pas fermé l'œil de toute ma garde. Je suis sorti de là en maudissant le Covid et la terre entière, avant de m'effondrer pour dormir toute la journée.

Tout patient âgé de plus de 85 ans était systématiquement refusé en réanimation, quelque soit son état général antérieur. Ce n'était pas aberrant quand on voyait qu'en temps normal ces patients finissaient déjà rarement dans un lit de soins critiques. Cependant, entre 75 et 85 ans, les patients avaient vraiment intérêt à être dans un état général impeccable, c'est-à-dire sans aucune comorbidité ou presque – ce qui, entre nous, est extrêmement rare – s'ils voulaient espérer être pris en réa. Souvent, lorsque ce n'était pas le cas, on essayait de leur donner une chance avec de l'oxygène haut débit tout en actant que, s'il y avait besoin d'une intubation, elle ne serait pas réalisée. Ce n'étaient pas des décisions faciles, et les médecins et les soignants tâchaient de prendre le temps de bien peser le pour et le contre à chaque fois. Même si la tension sur les lits de réanimation s'accélérait, il était hors de question de baisser notre niveau d'exigence. Notre chef de service nous répétait très fréquemment qu'on ne devait pas prendre de décision en fonction du nombre de lits disponibles mais de notre sens clinique, même s'il faut bien avouer que c'était plus facile à dire qu'à faire…

Les morts s'enchaînaient. On essayait de gérer au mieux les fins de vie de patients pour lesquels des soins très lourds n'étaient pas indiqués. Une partie des lits de notre unité de soins continus, qui était, en simplifiant un peu, une unité de surveillance de patients sévèrement atteints mais n'ayant pas à être intubé, a été consacrée à ces patients âgés ayant attrapé le Covid et pour lesquels on savait que l'évolution allait être fatale. Dans ce chaos ambiant, un patient m'a particulièrement touché. Il s'agissait d'un homme de 92 ans, qui avait toute sa tête et qui était en bon état général. Le type de patient pour lequel on se battrait la nuit s'il arrivait aux urgences avec une fracture quelconque afin qu'il soit opéré rapidement, car on pouvait espérer qu'il reprendrait une vie quasiment normale par la suite. Il vivait seul, était entouré par ses proches, gérait les tâches du quotidien avec un minimum d'aides. Malheureusement, il avait attrapé le Covid. Quand je suis intervenu, il était hospitalisé dans un service dit conventionnel de l'hôpital. Je passe donc le voir, car ses constantes ne sont pas bonnes, il a notamment une saturation en oxygène dans le sang très basse.

En entrant dans sa chambre, je reconnais tout de suite la fameuse « hypoxie heureuse » dont je vous parlais dans le chapitre précédent. Le patient se voulait rassurant, me disant ne pas être gêné tant que ça par sa respiration, alors qu'avec un masque et quinze litres d'oxygène, sa saturation arrivait péniblement autour des 90 %.

Les infirmières du service me disent qu'elles sont inquiètes pour lui et qu'elles préféreraient qu'il ne reste pas dans cette chambre. Je comprends à ce moment-là que, pendant qu'on voyait la réanimation se remplir progressivement, les services d'hospitalisation classique avaient reçu leur vague de patients « limites » et qu'il avait déjà fallu réorganiser ces secteurs pour dédier une bonne partie de l'activité de soins au Covid. Les *Covidland* étaient ressortis de terre à tous les étages.

Le chef de service de réanimation m'avait expliqué qu'il y avait un ratio à ne pas dépasser entre le nombre de patients infectés hospitalisés et le nombre de lits de réanimation présents dans l'établissement. De son expérience de la première vague, il me disait que la réanimation ne pouvait prendre en charge correctement les patients que si ce ratio ne dépassait pas un lit de réa pour quatre patients hospitalisés. Il me disait se battre d'ailleurs avec l'administration pour que ce ratio soit respecté, car la direction recevait l'injonction de l'ARS d'ouvrir toujours plus de lits d'hospitalisation alors que le nombre de places de réanimation était de fait figé par le manque de personnel.

Après avoir appelé mon chef, le patient de 92 ans est finalement transféré dans notre unité de soins continus, celle où l'on prend en charge les patients qui ne pourront pas aller en réanimation. On l'installe avec la machine d'oxygénation haut débit par lunettes nasales. À ce moment-là, j'ai un peu envie d'y croire. Je me souviens d'avoir lu que, dans les pays en développement, où de toute façon il n'y a pas assez de machines pour intuber et ventiler tous les patients Covid, certains s'en sortent avec juste de l'oxygène à forte dose. Mon chef est beaucoup plus pessimiste mais essaie de ne pas me plomber le moral.

Durant la nuit, je passe régulièrement voir mon patient. Aller dans sa chambre nécessite chaque fois de m'équiper comme pour une sortie extra-atmosphérique, mais je prends ce temps-là, peut-être parce que j'espère secrètement qu'il s'en sortira. Je vérifie aussi qu'il n'y a pas d'indication à introduire des traitements pour éviter qu'il ne soit inconfortable sur le plan de la respiration. Son état se dégrade lentement mais sûrement au cours de ma garde. On discute quand même un peu, il n'a vraiment pas l'air inquiet. Il regrette juste de ne pas pouvoir voir sa famille. Les règles sont devenues rigides à ce moment de la deuxième vague et les visites sont de nouveau interdites, situation éthiquement très contestable.

Quand je quitte le service au petit matin, il est déjà dans un état proche du coma en raison, probablement, de l'hypercapnie. Les poumons servent à s'oxygéner mais aussi à éliminer le dioxyde de carbone. En l'occurrence, un patient qui n'est pas intubé et qui reçoit beaucoup d'oxygène peut continuer à bien oxygéner son sang, mais sans arriver à éliminer son dioxyde de carbone. Lorsque celui-ci se met donc à augmenter dans le corps, il se produit un état de carbonarcose, c'est-à-dire une somnolence progressive qui conduit au coma et au décès. Le patient est mort durant mon repos de garde.

La deuxième vague demande aux soignants de puiser une nouvelle fois dans leurs réserves, et ce de manière plus prolongée que lors de la première pour plusieurs raisons. D'abord parce que les mesures de freinage de l'épidémie sont intervenues plus tard que la première fois. Il fallut attendre le mois d'octobre pour que le couvre-feu soit instauré, puis le deuxième confinement quelque temps après. Autre raison en cause : l'absence de renforts. Si les déprogrammations massives lors de la première vague avaient permis de libérer du personnel, ce n'est plus le cas à partir de la deuxième, ni pour les suivantes. Les anesthésistes qui ont représenté le gros des médecins venus aider en réanimation ont repris leur poste au bloc opératoire où les chirurgiens essaient d'éponger le retard pris pendant les trois mois qu'ont duré les déprogrammations de la première vague. Le nombre de patients à soigner, et notamment ceux atteints de cancer, n'a pas diminué. Pour rappel, la chirurgie est le premier traitement curatif des cancers toutes causes confondues. On a tendance à l'oublier avec les progrès que font les chimios et autres immunothérapies.

En réanimation, les moments les plus durs sont les rendez-vous avec les familles, notamment ceux où il faut expliquer que nous sommes à court de solutions pour leur proche hospitalisé. Avec le Covid, ces réunions sont plus fréquentes, car la maladie est grave et longue et l'issue est fatale dans plus d'un tiers des cas hospitalisés en réanimation. Vers la fin de l'été et la rentrée, ces rendez-vous deviennent quasi quotidiens dans le service.

Nous ne sommes absolument pas formés à ces entretiens. Je n'ai eu aucun cours durant mes cinq premières années d'études de médecine sur ces moments cruciaux de la vie d'un médecin. L'attitude, le choix des mots, la capacité à mettre notre discours à la portée de nos interlocuteurs, tout cela est pourtant déterminant dans la manière dont ce type de rendez-vous peut se dérouler. Les sentiments qui traversent les proches d'un patient sont souvent ambivalents, voire violents, mêlant incrédulité, tristesse, colère, reconnaissance. Nous sommes contraints de nous en remettre à l'un des fragiles piliers de la formation médicale : le mimétisme.

Un soir où je suis de garde avec le chef de service, nous rencontrons en entretien la famille d'un patient qui est hospitalisé depuis plus d'un mois. Il est toujours intubé, ventilé et ne présente aucun signe d'amélioration depuis une dizaine de jours désormais. Le chef explique à la fille et à la femme de ce septuagénaire que l'on pense être arrivés au bout de ce que l'on peut faire et que l'on craint, collectivement, de tomber dans l'« acharnement thérapeutique ».

Les situations de ce type sont complexes et donnent lieu à des dialogues très difficiles. Il s'agit d'expliquer aux proches, dans des termes intelligibles et sans détour, que continuer les soins nous paraît déraisonnable. Le but de ces entretiens n'est pas de prendre une décision collective. C'est un point essentiel et qui est parfois mal compris, que ce soit par les soignants ou les proches. Il n'est pas question que ceux-ci aient à prendre la responsabilité d'une décision d'arrêt ou de limitation des soins. Ce qui signifie aussi que, parfois, nous devons les convaincre que cette décision est la meilleure pour le patient, et ce n'est pas toujours simple. Le personnel paramédical nous aide d'ailleurs énormément dans ces moments-là. L'infirmière et l'aide-soignant qui s'occupent du patient sont présents lors de l'entretien car ils ont un lien plus étroit avec les proches, ils les voient plus souvent. Leur présence est donc indispensable et d'un grand renfort, dans les situations tendues notamment.

Certaines familles, et c'est naturel, s'accrochent au moindre espoir d'amélioration et refusent l'inéluctable. Notre rôle est alors de les écouter, d'essayer de les convaincre que, d'après notre expérience et les données actuelles de la science, il n'est pas raisonnable de garder espoir. Il est de notre devoir de défendre avant tout l'intérêt du patient, parfois contre ses proches. Les soins en réanimation sont très invasifs et violents pour le corps. Les réaliser sans espoir de guérison s'apparente à une démarche déraisonnable que, moralement, nous ne pouvons pas accepter.

La famille du patient était tout à fait consciente que les choses évoluaient mal. Ce n'était pas la première réunion qu'elle faisait avec un médecin du service. Ce qui rendait notre annonce particulièrement douloureuse, notamment pour la fille, c'était qu'elle lui avait elle-même transmis le Covid, sans savoir qu'elle était infectée bien entendu. Et voir la culpabilité sur son visage alors qu'elle comprenait qu'il allait mourir dans les heures à venir était vraiment insoutenable. Je sentais que j'avais les yeux rouges même s'il était impensable de pleurer devant ces deux femmes. On leur propose, à la fin de l'entretien, d'aller rendre visite à leur proche qu'elles n'ont quasiment pas vu depuis des semaines.

On n'imagine pas les conséquences physiques de plusieurs semaines de réanimation. Les patients perdent des dizaines de kilos de muscles et gagnent des dizaines de kilos d'œdème. Des câbles sortent de l'aine, des bras, du cou. Le visage est souvent tellement émacié que les yeux sont artificiellement ouverts à cause du poids des paupières inertes, le torse et le visage sont recouverts de lésions cutanées suintantes provoquées par les séances de DV. Ce sont des soins très lourds et leur réalisation abîme les corps. Dans la chambre du patient il y avait des photos de lui, il était méconnaissable. Le soir, nous avons petit à petit arrêté les traitements comme le prévoyait le protocole de limitation et arrêt des thérapeutiques actives (LATA dans notre jargon), et le patient est parti dans la nuit, entouré par les siens, dans un profond sommeil.

La seconde vague a un retentissement direct sur nos gardes. Elles deviennent de plus en plus pénibles et les patients instables nous empêchent de dormir quasiment toutes les nuits. Nous étions tendus par cette impression que les choses ne faisaient qu'empirer. Un patient Covid décédé ou rétabli était immédiatement remplacé par un autre. Les services d'hospitalisation conventionnelle continuaient de se remplir de patients Covid de plus en plus sévèrement touchés. Régulièrement, nous étions appelés dans les étages pour ces malades qui développaient des détresses respiratoires aiguës. Les critères de tri de la première vague réapparaissaient alors, je les découvrais cette fois du côté du réanimateur.

Lors d'une garde, je me souviens d'un patient particulièrement touché qui était en train de nous échapper. Mon chef et moi avons passé plusieurs heures à essayer de le stabiliser. Finalement, en milieu de soirée, nous y parvenons. Sa fille appelle à ce moment-là, et, je ne sais pas pourquoi, je me montre rassurant au téléphone. Je lui explique qu'il est stable et, quand elle me demande si son pronostic vital est engagé, je lui réponds que non. Ce qui était une très grosse bêtise puisque tout patient en réanimation a son pronostic vital engagé. Je m'en suis d'autant plus voulu que, quelques heures après seulement, le patient est redevenu très instable. On a essayé à plusieurs reprises de le mettre sur le ventre pour soulager ses poumons détruits par le Covid, mais il le tolérait très mal sur le plan tensionnel. Nous parvenons finalement, après lui avoir posé un drain thoracique, à l'installer en DV pour le reste de la nuit, ce qui améliore transitoirement le taux d'oxygène dans son sang.

Culpabilisant d'avoir été rassurant alors que mon regard de médecin voyait bien que les choses allaient mal se terminer, je rappelle sa fille en fin de soirée. J'ai pris cette fois mon courage à deux mains pour lui dire que son père était dans un état critique et que j'étais désolé de m'être montré rassurant plus tôt. Il est décédé quelques jours plus tard. J'ai vu sa fille à ce moment-là, lui ai présenté mes excuses de nouveau. Elle n'a pas exprimé de ressentiment, elle avait bien compris que son père était dans un état grave d'emblée, mais elle pensait après mon premier appel qu'il avait vraiment une chance de s'en sortir. Je retiendrai la leçon.

Durant mon dernier mois dans le service, je réalise sept gardes de vingt-quatre heures dont plusieurs le week-end. Entre-temps, j'ai été élu président du syndicat des internes des hôpitaux de Paris (SIHP), un « vieux » syndicat représentant les quatre mille cinq cents internes des spécialités médicales hors médecine générale et des spécialités chirurgicales. C'était un honneur et en même temps une responsabilité importante. Le SIHP est comme une PME avec deux salariés à plein temps et un budget de plusieurs centaines de milliers d'euros. Étant reconnu comme représentatif, il est appelé à siéger dans toutes les commissions en lien avec l'internat en Île-de-France, mais pas seulement. Le SIHP représente les internes au sein de la commission médicale de l'AP-HP, des commissions territoriales de santé et d'une foultitude de commissions dédiées à l'organisation de l'offre de soins dans la région. Nous sommes régulièrement contactés par la presse, par les élus, par les instances régionales en lien avec la santé. Le rôle et la place du SIHP sont reconnus et respectés dans le milieu médical.

En acceptant cette fonction, j'ai obtenu de l'ARS francilienne qu'elle m'octroie un poste en surnombre. C'était une des mesures que nous avions arrachées lors des négociations du Ségur. Mener un mandat syndical quand on est interne et qu'on travaille plus de soixante heures par semaine, c'est quasiment mission impossible. Nous avons donc obtenu que les présidents de syndicats locaux disposent de ce surnombre. Il faut entendre par là que je serai affecté dans un stage comme n'importe quel interne, mais en plus de l'effectif normal. L'idée était que les absences obligatoires d'un représentant syndical ne donnent pas une charge de travail supplémentaire aux autres internes du service. À Paris, nous avons même obtenu l'année de mon arrivée d'avoir un deuxième surnombre au regard du nombre d'internes dont nous avions la charge.

En octobre, je choisis pour le semestre suivant un service d'anesthésie dans un grand hôpital parisien. Je m'apprête à y vivre l'un des hivers les plus durs que j'aie vécus jusque-là.

# 4

# Un hiver sans fin

En novembre 2020, j'entame mon premier stage d'anesthésie. Durant l'été, j'ai validé mon changement de spécialité et donc définitivement quitté la Santé publique. J'en ai gardé des réflexes, et surtout des bases en programmation informatique en lien avec la recherche médicale, qui me seront très utiles.

L'anesthésie-réanimation est donc ma nouvelle spécialité. L'internat dure cinq années et demande qu'on se forme aussi bien en réanimation qu'en anesthésie. Ces deux domaines de la médecine peuvent paraître très différents mais ont pourtant de nombreuses similitudes. Durant l'externat, donc avant la sixième année de médecine, il est bien plus fréquent de faire un ou deux stages en réanimation qu'au bloc opératoire côté anesthésiste.

Ce nouveau stage est une véritable découverte. Et le moins que l'on puisse dire, c'est qu'il a été très intense. En arrivant, je découvre qu'en raison du Covid nous ne sommes plus vingt-trois internes pour trois listes de gardes mais seulement quinze. Sachant que la réglementation vient de changer et oblige désormais à avoir un minimum de six internes par liste de gardes, nous sommes théoriquement en déficit de trois internes.

Cela peut sembler peu, mais la conséquence immédiate fut que nous faisions en moyenne sept, voire huit, gardes de vingt-quatre heures par mois. On se retrouvait donc régulièrement avec trois gardes dans la même semaine, ce qui était éprouvant physiquement. Le service était néanmoins très formateur et les médecins seniors vraiment à l'écoute. Nous avions négocié d'avoir beaucoup de jours de repos pour que notre temps de travail n'explose pas. Je m'étais moi-même chargé de créer un fichier Excel qui permettait de connaître en temps réel la moyenne des heures de chacun de mes collègues sur trois mois, mesure exigée par la loi.

Si la deuxième vague de Covid commençait à refluer doucement, l'activité du bloc opératoire en était encore affectée. C'était presque un quart de l'activité chirurgicale qui continuait d'être frappée par des annulations en novembre et décembre. Tout d'abord, certains anesthésistes étaient encore déployés en réanimation chirurgicale, qui continuait de prendre en charge de nombreux patients gravement infectés par le Covid. De plus, les patients qui allaient nécessiter une surveillance postopératoire prolongée en réanimation ne pouvaient être opérés, faute de place dans l'unité de soins continus qui les prenait en charge habituellement et qui était pleine de patients Covid : soit ceux qui s'en étaient sortis et devaient être placés sous surveillance avant d'aller en rééducation, soit ceux qui étaient sur le fil et pouvaient être intubés à tout moment.

Jusqu'aux vacances de fin d'année, nous avons été relativement préservés, malgré la situation sanitaire. On comprenait que la levée des restrictions juste avant les fêtes n'annonçait rien de bon pour la suite, mais on tâchait de penser à autre chose. Pour ma part, je découvrais complètement l'anesthésie. J'avais donc beaucoup de choses à apprendre et surtout de nombreux gestes à maîtriser. Il fallait que je sache intuber, geste que l'on pratique finalement assez peu en réanimation, même s'il était plus fréquent durant le Covid. La perfusion veineuse périphérique est ce que j'ai mis le plus de temps à assimiler. Je me souviens d'avoir vraiment eu du mal, jusqu'au jour où j'ai demandé à perfuser tous les patients à la place de l'infirmière qui les accueillait. Celle-ci me laissait la main de bonne grâce et me guidait quand j'avais des difficultés.

Le fondement de l'anesthésie est l'anticipation. Il s'agit de prévoir tout ce qui pourrait mal se passer afin de l'éviter ou, dans le pire des cas, d'en éviter les conséquences dramatiques. Car l'anesthésiste a une responsabilité colossale dans le contexte opératoire. Lorsqu'un patient est endormi, il ne tombe pas dans un état de sommeil classique : ce sommeil artificiel provoqué par les produits anesthésiants coupe les centres de la respiration spontanée. D'où la nécessité d'intuber et de ventiler le patient avec une machine après l'avoir « endormi ». Il faut par la suite contrôler ses paramètres vitaux et être sûr que ceux-ci sont optimaux, non seulement au regard de l'état du patient, mais aussi pour l'intervention chirurgicale.

En neurochirurgie par exemple, il faut à la fois que le patient soit dans un état d'endormissement profond pour éviter absolument tout mouvement durant le geste opératoire, mais également que sa tension artérielle soit suffisamment élevée pour que tous ses organes, et notamment le cerveau, soient bien perfusés et irrigués en sang oxygéné.

L'anesthésie est ainsi souvent perçue comme une spécialité rébarbative car nous passons beaucoup de temps à surveiller plutôt qu'à intervenir. C'est vrai, c'est là tout l'enjeu de la discipline. Il faut bien se rappeler que, à la différence de la réanimation, le patient qui vient pour se faire opérer est souvent dans un état général qui doit lui permettre de retourner chez lui rapidement. Il est donc nécessaire que l'événement opératoire ait le minimum de conséquences sur lui pour qu'il puisse retrouver rapidement son quotidien.

L'anesthésie s'est retrouvée au cœur des velléités d'optimisation des dépenses à l'hôpital parce que directement affectée par ce que le jargon administratif a appelé le « virage ambulatoire ». Il s'agit de réorganiser les soins pour que les patients recevant une chirurgie mineure puissent passer une seule journée à l'hôpital. Ils entraient le matin, étaient perfusés avant le passage au bloc opératoire, endormis, opérés et pouvaient sortir sur leurs deux pieds en fin d'après-midi. Ce virage ambulatoire était un vrai progrès pour les patients qui ne vivaient pas l'expérience parfois désagréable d'une ou plusieurs nuits en hospitalisation. Si le travail des chirurgiens restait à peu près inchangé, c'était surtout à l'anesthésiste d'optimiser sa prise en charge pour que le patient puisse rentrer en toute sécurité chez lui. Il fallait notamment que la douleur soit bien contrôlée pour éviter qu'il n'ait besoin de traitements trop lourds en postopératoire.

Ce virage ambulatoire présente donc des avantages. Il doit cependant être discuté au cas par cas, car il ne suffit pas que l'intervention chirurgicale soit mineure pour que le patient puisse retourner immédiatement à son domicile. Certaines personnes sont isolées et l'une des conditions de l'ambulatoire est que le patient soit accompagné par quelqu'un à sa sortie. Mais ce virage ambulatoire a servi de prétexte pour supprimer de nombreux lits d'hospitalisation. Il est ainsi devenu plus difficile d'hospitaliser les patients qui en avaient réellement besoin. Et par ailleurs, en réduisant le nombre de lits, on a diminué le nombre de soignants. Aussi, quand il fallait rouvrir en urgence des lits comme dans le cadre d'une pandémie, il n'y avait plus le personnel nécessaire.

Les gardes en anesthésie se déroulaient plutôt confortablement au début. Nous étions deux internes et nous pouvions « couper » la nuit, c'est-à-dire que l'un de nous partait se coucher de minuit à 4 heures du matin tandis que l'autre devait attendre 4 heures pour dormir jusqu'à 8 heures. Certaines gardes pouvaient être plus éprouvantes que d'autres. Notamment parce que le service est un centre de référence pour les urgences ORL (oto-rhino-laryngologiques) et neurochirurgicales.

Un matin que je prenais la relève pour la garde, nos collègues nous ont raconté avoir reçu un patient pour une détresse respiratoire aiguë. Il s'agissait en fait d'un patient fumeur et souffrant d'une addiction à l'alcool qui présentait une très grosse tumeur au niveau de la gorge. Lorsque mes collègues le prirent en charge, ils arrivèrent tant bien que mal à l'endormir pour que les chirurgiens puissent l'opérer en urgence. Malheureusement, le patient mourut d'une hémorragie massive. La tumeur était tellement volumineuse qu'elle avait envahi tout le cou, notamment les gros vaisseaux sanguins, dont la carotide. Cette dernière s'était perforée sous la pression tumorale et le patient n'avait pas pu être réanimé. Cette histoire n'était pas banale. Les chirurgiens ORL disaient qu'ils n'avaient jamais vu une tumeur à un stade aussi avancé et les avis étaient unanimes pour dire que c'était la conséquence de la pandémie et de la baisse du recours aux soins qu'elle avait provoquée.

Le rôle de l'anesthésiste était aussi de discuter l'indication de certaines chirurgies par les urgences. J'étais de garde un vendredi soir quand nous avons reçu des urgences une patiente de 94 ans présentant une démence très avancée et vivant dans une maison de retraite médicalisée. Elle était tombée de son lit et s'était cassé le col du fémur, ou plutôt l'os autour de sa prothèse de hanche (elle en avait une de chaque côté). Elle avait beaucoup d'autres antécédents, dont une insuffisance cardiaque très sévère. En la voyant avant ma cheffe, j'avais la quasi-certitude qu'il n'y avait pas d'indication à l'opérer. Il me paraissait clair qu'elle ne survivrait pas à son opération et, même si c'était le cas, elle n'avait aucune chance de retrouver un état de santé identique à celui d'avant sa chute. Je me renseigne sur sa vie en institution, on me décrit une patiente qui ne reconnaît plus ses proches et passe la plus grande partie de sa journée à déambuler dans les couloirs.

Après avoir fait la consultation d'anesthésie, je présente la patiente à ma cheffe qui, à ma grande surprise, me dit qu'il faut l'opérer et lui changer sa prothèse de hanche. J'essaie d'avancer que cela ne me paraît pas raisonnable, elle me dit qu'elle en a déjà discuté avec le chirurgien de garde qui est d'accord avec elle. L'enjeu serait, d'une part, qu'elle n'ait plus mal, et, d'autre part, de lui permettre de recommencer à « marcher ». Je me permets juste de préciser que « marcher » et « déambuler » n'est pas tout à fait la même chose, marcher étant une action entreprise avec un semblant de but.

Avec un autre de mes chefs, on endort donc la patiente – qui manque de faire un arrêt cardiaque dès cette première étape. L'opération est longue et compliquée, la patiente reste très instable pendant plus de deux heures. On arrive néanmoins à la réveiller et à la sortir du bloc opératoire avec sa prothèse toute neuve. Le chirurgien est content mais je sens qu'on est très loin du *happy end*.

En salle de réveil, je constate que ma patiente est très inconfortable. Loin d'avoir été soulagée par l'opération, elle est encore plus confuse et agitée qu'avant. On est obligés de recourir à des morphiniques pour la soulager, ce qui a pour effet de la rendre somnolente. Je note aussi que, depuis le début de l'opération, elle a très peu uriné. L'insuffisance rénale aiguë, c'est-à-dire le fait que les reins cessent de fonctionner normalement, est très fréquente chez des sujets âgés ayant subi une opération lourde. Il faut bien se rappeler qu'une chirurgie est vécue par le corps comme une agression. Il réagit en activant ses défenses naturelles et déclenche alors un syndrome inflammatoire. Par ailleurs, les médicaments utilisés en anesthésie ont tendance à faire baisser la tension. Or les reins sont très sensibles à ces variations tensionnelles, surtout chez les personnes âgées ayant déjà des problèmes de santé comme cette patiente de 94 ans.

Avec un autre chef encore, on prescrit des traitements pour faire repartir les reins, en vain. Elle reste ainsi plusieurs heures dans la salle de réveil sans uriner une seule goutte. Au beau milieu de la nuit, sachant qu'on ne pourra pas faire plus, on décide de la faire monter dans sa chambre dans le service de chirurgie. En la voyant partir, je sais que ça finira mal.

Dans ce service, nous faisions des « V-D », c'est-à-dire que celui qui faisait la garde du vendredi faisait aussi celle du dimanche. Cela nous permettait d'avoir moins de week-ends de gardes. J'étais donc rentré le samedi en pensant à cette patiente âgée dont la prise en charge ne m'avait vraiment pas plu. Le dimanche, je suis de nouveau dans le service quand je reçois un appel de ma collègue interne de chirurgie orthopédique. C'est une amie de la fac qui a changé de voie comme moi. Elle a même récidivé en passant de l'anesthésie-réanimation à la chirurgie ortho. Elle me parle de cette patiente de 94 ans démente qui est en insuffisance rénale aiguë et qui n'urine toujours pas. Les conséquences de cette défaillance des reins sont en train de s'installer, notamment une hyperkaliémie menaçante. Autrement dit, le potassium, naturellement éliminé dans les urines, monte dangereusement dans son sang, pouvant provoquer à partir d'un certain seuil un arrêt cardiaque.

En passant voir la patiente dans sa chambre, j'avoue avoir éprouvé un peu de colère. Comme je le pressentais, elle allait mourir. Ce qui était certain dès sa prise en charge initiale, avant qu'on l'opère de sa hanche. Sauf que maintenant, elle mourait au fond d'un lit d'hospitalisation, avec une prothèse toute neuve, en souffrant. On discute avec ma collègue et mon chef d'anesthésie de la mise en place d'un protocole de sédation si les morphiniques seuls n'arrivent pas à le soulager. J'apprends dans la soirée qu'elle est décédée brutalement. Gérer la fin de vie de personnes âgées à qui il arrive l'accident de trop est vraiment un impensé de notre système de santé. J'espère qu'un jour on arrivera à prendre nos responsabilités vis-à-vis de cela et je pense que les anesthésistes auront un rôle important à jouer.

En parallèle de mon stage, j'avais également le SIHP à gérer. J'étais théoriquement en surnombre, néanmoins, en raison du manque d'internes sur le planning de gardes, je me retrouvais avec une charge de travail à peine inférieure à celle de mes collègues. Ce qui me paraissait normal : il fallait bien que j'aide mes co-internes, tant cette période était exceptionnelle. Mi-décembre, cependant, je me souviens très bien d'avoir appelé un de mes collègues du SIHP, interne en pneumologie dans un autre grand hôpital de Paris. Il était supposé être également en surnombre dans son stage, mais il continuait à prendre des gardes en réanimation pour donner un coup de main. Autant dire que sa charge de travail, en plus du SIHP, était vraiment importante. Assez rapidement, il me demande si je ne me sens pas « épuisé ». Après quelques secondes de réflexion, je lui réponds que oui, je le suis. Je viens de passer deux mois à enchaîner gardes et rendez-vous pour le syndicat. J'étais en moyenne un ou deux soirs par semaine en réunion avec mon bureau pour gérer les dizaines de sollicitations d'internes en difficulté que nous recevions chaque semaine.

À ce moment-là, je commence à réaliser ce que *burn out* signifie. Nous n'avions évidemment eu aucun cours durant notre cursus médical sur cette notion qui n'est pas considérée comme pathologique par nos collègues psychiatres, car elle n'est pas dans les manuels. À l'ISNI, nous avions mené plusieurs campagnes sur la thématique des risques psychosociaux et j'avais pu me former à reconnaître ses signes spécifiques. En y réfléchissant bien, grâce à la question de mon collègue, je voyais que je commençais à cocher quelques-unes des cases de cet état de mal-être psychologique causé par le travail. J'étais clairement dans un état d'« épuisement physique ». Le travail de nuit à répétition avait complètement déréglé mon rythme de sommeil. Je me retrouvais à me coucher très tard, y compris les veilles de garde, sans pouvoir y faire grand-chose. J'ai toujours été plutôt un bon dormeur, mais là je n'arrivais plus à trouver le sommeil. Je n'arrivais plus non plus à faire du sport parce que je me sentais trop fatigué après mes gardes, où on passait notre temps à piétiner ou à courir partout. La seconde dimension du *burn out* me guettait également. Il s'agissait de l'anesthésie affective. Je me rendais compte qu'avec la fatigue j'éprouvais un certain émoussement émotionnel. Les situations de stress aigu que je vivais ne me laissaient plus la même impression. J'étais du coup moins sensible à la pression, ce que je percevais comme quelque chose de positif alors que c'était le contraire.

À la suite de cette discussion, je pris la décision de lever un peu le pied et de bien profiter de mes vacances de fin d'année, même si je me retrouvais de garde le 31 décembre 2020. Garde qui a été finalement assez agréable. J'étais avec de jeunes chefs qui avaient décidé que nous fêterions quand même le passage en 2021 après cette année 2020 si intense. Les urgences furent exceptionnellement rares, et pour certaines complètement loufoques.

Dès le début du mois de janvier, cependant, on a compris que la situation allait vite dégénérer. L'activité au bloc opératoire, qui n'avait jamais repris à 100 %, diminua encore pour atteindre 50 % de son rythme normal. Les patients qui continuaient à être opérés étaient donc les plus sévèrement touchés. Le rythme au bloc était donc plus lent, mais les chirurgies plus lourdes et les patients plus instables. Le stress était présent partout et chaque semaine, en réunion d'équipe, nous essayions de savoir à quel moment nos services de réanimateurs allaient être à nouveau sollicités.

Si la plupart des chirurgiens jouaient le jeu en programmant des patients dont les chirurgies étaient vraiment indispensables, ce n'était pas le cas de tous. Ainsi, un grand chirurgien continuait de programmer des patients pour des interventions non urgentes et parfois peu indiquées. Il s'agissait de ses patients « privés » et nous vivions assez mal le fait que ce chirurgien puisse gagner de l'argent sur notre activité.

Depuis les origines de l'hôpital public existe la crainte que celui-ci n'arrive pas à attirer à lui les « grands talents » de la médecine et de la chirurgie. On a donc permis à certains chirurgiens de continuer une activité privée lucrative tout en exerçant à l'hôpital public. C'était le cas de ce chirurgien, chef de service par ailleurs, et qui avait sa patientèle privée.

Il était difficile pour nous de continuer à endormir des patients pour des interventions qui ne nous paraissaient pas du tout prioritaires alors qu'on était en train de se réorganiser face à la troisième vague. D'autant que certains de ces patients développaient des complications suite à leur intervention non urgente et finissaient par devoir être gérés par nos soins en salle de réveil, ce qui a achevé de nous exaspérer. Certains chefs d'anesthésie ont essayé d'évoquer le problème avec les chefs du service mais la mascarade n'a pas cessé pour autant. J'appris par la suite que le chiffre d'affaires personnel du chirurgien en question se comptait en centaines de milliers d'euros par an…

L'administration tolère cette double-pratique parce qu'elle prélève 40 % de ce que gagnent ces chirurgiens durant leurs activités privées. On comprend mieux pourquoi, même en pleine troisième vague, personne, à part nous, n'avait d'intérêt à ce que les chirurgies non urgentes s'arrêtent complètement…

À l'hôpital, il y a deux types de réanimations. Les réanimations médicales sont celles qui prennent en charge les patients atteints par des pathologies n'ayant rien à voir avec la chirurgie. Il s'agit principalement de patients souffrant de pathologies chroniques qui se décompensent à l'occasion d'une infection virale ou autre. Les patients atteints de formes graves du Covid sont typiquement le genre de patients recrutés dans les réanimations médicales. Ces services sont généralement tenus, notamment dans les grands hôpitaux universitaires de l'AP-HP, par des médecins réanimateurs aussi appelés intensivistes. Ce sont, le plus souvent, des médecins spécialistes d'organes particuliers (pneumologue, cardiologue, infectiologue, etc.) ayant fait une spécialisation en réanimation. Depuis 2017, néanmoins, il existe une spécialité à part entière qui s'appelle « médecine intensive et réanimation », pour les médecins se destinant à exercer dans ce type de réanimation.

L'autre type de réanimation est la réanimation polyvalente et chirurgicale. Il s'agit des services qui prennent en charge les patients ayant bénéficié d'une intervention chirurgicale lourde, notamment en urgence. L'exemple type que l'on peut donner est l'accidenté grave de la route qui va d'abord aller au bloc opératoire et nécessiter ensuite une surveillance et une prise en charge adaptées en réanimation.

Lorsque le Covid a déferlé sur l'hôpital public, nos capacités de réanimation normales ont été rapidement submergées. Il y avait environ cinq mille lits de réanimation avant le Covid, il a fallu en armer plus de dix mille lors de la première vague. On a beaucoup parlé à ce moment-là des difficultés, réelles, à trouver le matériel adéquat pour que ces lits de soins critiques voient le jour. Il est vrai qu'on a manqué de respirateurs à la phase initiale de la pandémie. Mais ce qu'on oublie de dire, c'est qu'il a surtout fallu trouver le personnel, médical notamment, pour que ces lits de réanimation puissent être opérationnels.

La principale ressource en personnel médical apte à faire de la réa est constituée par les anesthésistes. C'est la raison pour laquelle, à chaque vague, il faut réduire la voilure au bloc opératoire, car c'est comme cela qu'on libère ce personnel qui sait faire de la réanimation. Les anesthésistes sont bien plus nombreux que les réanimateurs intensivistes et, sans eux, il aurait été impossible d'armer autant de lits de réanimation.

En janvier 2021, certains de nos collègues sont donc détachés en réanimation. Du côté des internes, on nous assure que, pour l'instant, nous n'aurons pas besoin d'y aller en renfort. Il nous arrive cependant, lors de certaines gardes, de donner un coup de main, notamment pour mettre les patients les plus gravement atteints sur le ventre. On découvre alors que la réanimation chirurgicale est en train de se remplir doucement mais sûrement de patients Covid grave.

Mon collègue du SIHP qui m'a permis de comprendre que je glissais vers le *burn out* en décembre prenait des gardes dans le service de réanimation médicale de l'hôpital où je travaillais. Lorsque nous étions tous les deux de garde, nous nous retrouvions la nuit pour fumer une cigarette et parler de choses et d'autres. Il m'a fait visiter son service où la situation était très tendue. Les patients Covid étaient deux par chambre dans des pièces absolument pas prévues pour ça. Quand il fallait sortir en urgence un patient, la logistique pour extraire les brancards des chambres était chaotique. Les patients dans cette réanimation étaient vraiment dans un état grave, certains s'y trouvaient déjà avant les vacances d'hiver. En voyant ça, j'ai compris qu'on allait droit vers une nouvelle catastrophe.

Le mois de janvier fut paradoxalement plus calme pour nous. Les blocs opératoires tournant à la moitié de leurs capacités, nous avions finalement plus de jours *off* même si les gardes continuaient d'être fréquentes. Début février, nous découvrons néanmoins qu'une unité de réanimation va être ouverte à côté des blocs opératoires. On nous explique qu'il ne s'agira que de cinq lits qui seront affectés à des patients stables et que ce sont de toute façon les médecins de la réanimation qui s'en occuperont.

Assez rapidement, toutefois, on nous demande en début de garde d'aller faire le tour de cette grande pièce où se trouvent cinq brancards de réanimation avec tout le matériel nécessaire à la prise en charge de patients intubés et ventilés. La journée, un médecin de la réanimation chirurgicale est présent sur place pour faire les prescriptions médicales. Rapidement, un des internes du pool d'anesthésie est détaché pour l'accompagner.

Au bout de quelques semaines, le service finit par être géré par les médecins et les internes d'anesthésie. C'est là que les gardes commencent à devenir vraiment dures, voire épuisantes. Le soir, lors de la relève, il faut donc à la fois s'intéresser au programme des patients qui devront être opérés en urgence dans la soirée et aux cinq malades hospitalisés dans la mini-réanimation juste à côté de nos blocs opératoires. D'autant que le temps où il ne s'agissait que de patients « stables » a été vite révolu. Dès mi-février, les patients étaient majoritairement des neurolésés intubés et ventilés, c'est-à-dire des patients « lourds ».

La nuit, nous nous répartissions entre un interne et un chef au bloc pour les urgences chirurgicales et un interne et un chef dans la mini-réa. Il n'était alors plus question de couper les nuits et nous travaillions donc quasi systématiquement pendant vingt-quatre heures d'affilée. Sachant que le rythme de garde restait le même, nous passions désormais entre soixante-dix et quatre-vingt-dix heures à l'hôpital sans pouvoir, la plupart du temps, fermer l'œil de la nuit. Autant vous dire que nous étions tous exténués.

La seule chose qui nous donnait un peu d'espoir était la vaccination. En novembre 2020, lorsque les premières annonces ont été faites sur les vaccins anti-Covid, tout le monde en a parlé à l'hôpital. Nous pensions voir enfin le bout du tunnel. Mais, en février 2021, la vaccination des soignants a commencé bien trop lentement. Pourquoi n'avions-nous pas tous reçu une invitation à aller se faire vacciner comme j'apprenais que c'était le cas au Royaume-Uni ? Il fallait que la démarche vienne de nous, que nous allions sur une page de l'AP-HP pour prendre rendez-vous. Je ne dis pas que c'était difficile à faire, mais je ne comprenais pas que nous n'y soyons pas plus fortement incités. Et puis un rendez-vous avec la médecine du travail après un an de pandémie et plans blancs tous azimuts, que ce soit pour se faire vacciner ou non, ça ne paraissait pas une idée saugrenue.

Nous percevions bien que l'approvisionnement était compliqué, mais ce qui nous a vraiment inquiétés était l'imbroglio autour du vaccin AstraZeneca. Mi-février, j'ai été l'un des premiers parmi mes collègues à prendre rendez-vous pour me faire vacciner. N'ayant pas beaucoup de choix dans les créneaux proposés, je choisis un lundi matin à 9 heures juste après un « V-D » (vendredi-dimanche de gardes). Vous imaginez un peu l'état dans lequel on peut se retrouver le lundi matin après avoir passé quarante-huit heures sur soixante-douze à l'hôpital !

Ce lundi matin, je me fais donc vacciner avec l'AstraZeneca, le seul vaccin auquel j'avais accès en tant que professionnel de santé, jeune et sans comorbidité. Entre la fatigue, le fait d'avoir déjà eu le Covid et le vaccin lui-même, je passe deux jours couché avec des maux de tête, des douleurs dans les articulations, des frissons et des sueurs froides.

Quelques jours plus tard, les premières remontrances du gouvernement contre les soignants qui ne se font pas suffisamment vacciner arrivent. Le ministre Olivier Véran a même écrit une lettre à notre intention expliquant qu'il fallait avoir confiance et aller se faire vacciner. À titre personnel, j'étais un fervent partisan de la vaccination et j'ai passé beaucoup de temps à essayer de convaincre mes collègues qu'il fallait le faire, et surtout le faire vite, la plupart des internes ayant conscience de la nécessité de la vaccination mais se sentant moins légitimes à être prioritaires sur d'autres catégories de la population.

Malheureusement, moins d'un mois après que j'ai reçu ma dose d'AstraZeneca, j'apprends qu'un étudiant de médecine de sixième année est mort à Nantes environ huit jours après avoir reçu ce même vaccin… Et là, j'ai pris peur. En effet, notre malheureux futur confrère était mort durant la nuit d'une thrombose veineuse mésentérique, une pathologie ultra-rare et inexistante chez une personne n'ayant pas de prédisposition à faire des caillots sanguins comme c'était son cas. Le vaccin fut donc rapidement incriminé et, dans les jours qui suivirent, les autorités sanitaires décidèrent que l'AstraZeneca ne serait en fait disponible que pour les personnes âgées de plus de 65 ans. Je me souviens d'avoir passé une dizaine de jours angoissé à l'idée de faire une complication de ma vaccination et surtout de voir un de mes collègues que j'avais un peu poussés à se faire vacciner en subir une. Ce genre de moment a participé une fois de plus à effriter le lien de confiance entre le gouvernement et les soignants.

Les gardes étaient bien plus dures, les patients très sévèrement touchés et l'épuisement nous submergeait tous. Tous les ingrédients étaient réunis pour que des accidents dramatiques surviennent. Et c'est ce qui a failli m'arriver lors d'une garde.

Durant une nuit de dimanche à lundi – il devait être 4 heures du matin et j'en étais à ma quatre-vingt-dixième heure de travail de la semaine –, nous prenions en charge au bloc opératoire un patient d'une soixantaine d'années, hospitalisé depuis plusieurs semaines en réanimation pour une forme grave de Covid. La raison de son opération était que sa vésicule biliaire s'était infectée et avait commencé à nécroser. Quand il est arrivé au bloc opératoire, il était déjà ventilé par une machine sur une trachéotomie mais réveillé. On l'installe, on l'endort, et l'opération commence. Le geste est difficile, le patient perd beaucoup de sang et sa tension commence à chuter. Je mets donc en place, sous la supervision de mes chefs, un traitement qui fait remonter la tension et commande des culots de globules rouges.

L'opération dure plusieurs heures et, comme le patient est infecté, à aucun moment n'ai-je le droit de sortir du bloc opératoire. La journée du dimanche avait été dense et je n'avais pas eu le temps de souffler depuis mon arrivée à 9 heures du matin. Lorsque le geste se termine, vers 4 heures du matin, on remet le patient sur son brancard de réanimation et on se dirige vers l'ascenseur avec un des aides-soignants. Dans la cabine, je remarque que l'alarme du respirateur commence à sonner. Je vérifie et me rends compte que la bouteille d'oxygène est presque vide.

À ce moment-là, au lieu de redescendre au plus vite en chercher une de rechange, je me dis que la réanimation est juste au bout du couloir et qu'on a le temps d'y arriver avant que la bouteille ne soit vide. Lorsqu'on arrive devant les portes de la réanimation, la bouteille a toujours de l'oxygène. Sauf qu'alors, je comprends que j'ai commis une erreur, un peu plus tôt, au moment de sortir du bloc opératoire. En effet, je n'ai pas appelé la réanimation pour leur signaler que je ramenais leur patient. Or les services de réanimation ne sont pas des services ouverts et il se trouve que nous n'avons jamais reçu de badge nous permettant d'ouvrir toutes les portes de l'hôpital comme ç'aurait dû être le cas.

Nous nous retrouvons donc à devoir sonner à l'interphone de la réa de nombreuses fois sans que personne ne nous réponde. Nous ne saurons qu'après coup que tout le personnel était mobilisé autour d'un patient qu'il fallait placer en urgence sur le ventre et que personne ne pouvait venir nous ouvrir. Je fixe d'un œil inquiet la bouteille d'oxygène et son voyant dans le rouge. Au bout de quelques secondes, je n'entends plus rien. Le débit s'est arrêté. Je regarde les constantes du patient et vois que celui-ci, comme tous les patients Covid, n'a aucune réserve respiratoire. Sa saturation en oxygène commence donc à baisser lentement mais inexorablement.

Impossible d'attendre plus longtemps que la réanimation ouvre ses portes. Je me mets donc à courir avec mes sabots de bloc vers l'escalier. Il y a trois étages à descendre pour arriver au stock de bouteilles. Je les descends à toute vitesse en priant pour ne pas tomber, attrape une bouteille, repars en avalant trois par trois les marches d'escalier. J'arrive auprès du patient, celui-ci est en train de suffoquer, sa saturation n'est quasi pas mesurable. Je branche le ballon à oxygène sur la bouteille et directement sur la trachéotomie du patient. Je me mets à ballonner comme on me l'a appris dans ces situations, des petits volumes à haute fréquence. J'augmente dans le même temps les sédations pour que le patient s'agite le moins possible. S'il doit mourir étouffé, au moins qu'il s'en rende compte le moins possible !

Petit à petit, je vois la saturation remonter et atteindre 100 % au moment où les portes de la réanimation s'ouvrent enfin. Je demande qu'on attende encore une petite minute avant de transporter le patient, qu'il soit stabilisé et que je puisse le rebrancher sur la machine à ventilation mécanique. C'est la situation la plus stressante que j'aie vécue, même si elle s'est bien terminée.

On nous apprend, dans les cours sur la gestion des événements indésirables graves (entendre : les erreurs qui conduisent au décès de certains patients), une théorie facile à retenir qui est celle des tranches de gruyère. Le principe est qu'il existe à chaque étape d'une prise en charge un risque d'erreur. C'est humain et c'est normal. La plupart du temps, les trous sont décalés, les erreurs sont vues et ainsi rattrapées par celui qui exécute l'étape d'après. Mais lorsque parfois les trous s'alignent, c'est là que l'erreur devient accident.

En l'occurrence, plusieurs erreurs ont été commises par la même personne, sans qu'à aucun moment il ait pu y avoir un contrôle d'une autre personne. J'étais donc le seul responsable de toutes les erreurs qui auraient pu conduire à l'accident. Et dans le même temps, mon état d'épuisement physique et psychique rendait tout à fait possible le fait que j'en fasse.

Cet incident finalement sans conséquence a fini de me convaincre que notre temps de travail excessif n'est pas qu'une question de lutte contre les risques psychosociaux des internes. C'est une problématique qui a une incidence directe sur la qualité des prises en charge des patients. Le fait que nous travaillions tant, dans un environnement aussi stressant, nous met en situation de commettre l'irréparable. Ce qui peut avoir également des conséquences dramatiques pour nous. Le monde de la médecine foisonne d'histoires tragiques de médecins ayant mis fin à leurs jours après avoir commis une erreur médicale.

Tous les éléments étaient en train de s'aligner pour que nous soyons en *burn out*. L'épuisement physique, l'émoussement affectif et surtout l'incapacité à remplir la mission à la hauteur de nos exigences. Cette troisième vague de Covid a été clairement la plus dure pour les soignants.

Le gouvernement a rechigné pendant des semaines à confiner de nouveau une population excédée par ces privations de liberté à répétition. Cela avait un impact direct sur l'hôpital qui continuait à faire face à un afflux normal d'urgences en l'absence de mesures restrictives sur les activités quotidiennes, en même temps qu'il devait gérer le nombre toujours grandissant de patients infectés par le Covid. Entre janvier et avril 2021, le nombre de patients sévèrement atteints pris en charge par l'hôpital public était équivalent à celui de la première et de la deuxième vague réunies.

La prise en charge des patients non infectés s'en ressentait. Je me souviens d'une personne âgée qui devait être opérée du poignet. Elle prenait un traitement anticoagulant assez lourd pour une valve cardiaque mécanique. Je me penche sur son dossier avec ma collègue interne d'orthopédie. La première chose que l'on a apprise, c'est que ce type de patiente devait absolument être hospitalisée. Mais ma collègue me dit qu'il n'y a absolument aucune place de disponible dans le service de chirurgie orthopédique touché par une épidémie de Covid intrahospitalière.

Il a fallu passer du temps à expliquer à cette gentille dame qu'elle allait devoir rentrer chez elle, appeler son médecin et trouver une infirmière pour organiser le relais de son traitement anticoagulant. Ce n'étaient certainement pas les conditions optimales, mais nous n'avions pas le choix.

Ce semestre d'anesthésie fut extrêmement difficile et enrichissant. J'ai découvert que l'anesthésie me plaisait vraiment. Les gardes étaient éprouvantes mais nous essayions avec mes co-internes de nous réserver des petits moments de détente, y compris lorsque la population a été confinée. Nous avons été précurseurs sur le pass sanitaire, n'organisant nos apéros clandestins qu'à partir du moment où nous avions tous été vaccinés doublement ! Ces moments de relâchement nous faisaient un bien fou.

Fin avril, peu de temps avant le changement de semestre, j'étais arrivé à un stade d'épuisement physique et moral assez avancé. En parallèle de cette troisième vague et de mes horaires à rallonge à l'hôpital, je gérais tant bien que mal les sollicitations nombreuses émanant des internes franciliens. Les problématiques étaient variées et il était parfois difficile de répondre à tout le monde. Mon bureau s'était par ailleurs clairsemé, certains éprouvant des difficultés à concilier leur internat, leur vie personnelle et leur engagement syndical, ce que je comprenais aisément, étant moi-même en grande difficulté à ce moment de l'année.

Cette expérience du syndicalisme local en tant que représentant des internes franciliens était très différente de celle que j'avais vécue l'année précédente à l'ISNI, notre structure nationale. En effet, j'étais directement confronté aux problématiques de ces internes et je voyais la violence que certains de mes collègues vivaient sur le terrain.

Au fil des mois, en parallèle de mon stage, j'ai donc été amené à gérer des situations telles que du harcèlement, des agressions sexuelles, de la maltraitance morale infligée à certains internes. Le nombre d'encadrants pédagogiques qui méprisaient les droits les plus élémentaires des internes était bien plus grand que ce que j'imaginais. En arrivant au SIHP, j'avais à cœur de défendre un principe qui me paraissait assez sain : nul n'est censé ignorer la loi. Donc quand un témoignage d'internes faisait état d'un chef de service qui ne respectait pas la réglementation en faisant travailler les internes le lendemain d'une garde, ou en les humiliant en public, je pensais qu'il était de mon devoir de signaler ces agissements.

Mais c'était sans compter la puissante culture de l'omerta qui règne en médecine. Les chefs de service, notamment ceux qui savent qu'ils ne respectent pas la loi, sont extrêmement précautionneux et sont difficiles à prendre en défaut. Je recevais, et reçois encore aujourd'hui régulièrement des réponses de chefs de service menaçant de porter plainte pour diffamation contre moi parce que je ne suis pas en mesure de prouver ce dont je les accuse. C'est souvent témoignage contre témoignage, et les internes, même ceux qui prennent leur courage à deux mains pour nous contacter, finissent souvent par renoncer à affronter leur chef de service.

Le problème, en médecine, c'est que ceux qui méprisent le droit sont aussi ceux qui ont le plus de pouvoir. La culture hospitalo-universitaire est encore très fermée aux revendications des internes, notamment en matière de lutte contre les risques psychosociaux ou de maîtrise de notre temps de travail. La réponse qui nous est fréquemment opposée est que, de leur temps, les internes qu'ils avaient été travaillaient beaucoup plus que nous sans se plaindre. En gros, nous n'étions pas à la hauteur de nos aînés. Une réponse somme toute assez classique dans un contexte de conflit générationnel.

Ce que ces grands pontes de la médecine hospitalo-universitaire oublient de dire, c'est que la médecine a énormément évolué depuis leur époque. Les patients aussi. La responsabilité médicale est beaucoup plus grande aujourd'hui car nous traçons avec une grande rigueur tout ce que nous faisons. Cette évolution, vue comme une contrainte bureaucratique par la génération précédente, est d'après moi plutôt bienvenue. Elle a mis à mal un modèle paternaliste de la médecine, dans lequel le médecin devait être libre de faire ce qu'il voulait sans rendre de comptes à personne, et surtout pas aux patients.

Toutes nos revendications appelant à encadrer notre temps de travail ou à lutter contre les risques psychosociaux s'opposent à ce mur idéologique, culturel, voire générationnel. C'est pourquoi je me retrouvais régulièrement à échanger avec des professeurs et des doyens de médecine qui m'expliquaient calmement que la « détresse psychologique » ne devait pas devenir l'excuse universelle, que le mal-être des internes était avant tout une question d'individus « trop fragiles » pour le métier.

Un doyen en particulier excellait dans ce mépris condensé de la condition des internes et des étudiants en médecine. Durant l'hiver 2020-2021, j'ai eu affaire à lui pour la première fois au sujet d'un interne de médecine qui souhaitait changer de spécialité. Il voulait aller en anesthésie-réanimation, son classement au concours de l'internat l'y autorisait, mais il avait raté de quelques semaines la date butoir pour faire sa demande. Je me démenais pour lui obtenir une dérogation, usant notamment de l'argument que c'était le moment adéquat pour augmenter le nombre d'internes dans cette spécialité très sollicitée par la crise sanitaire. On m'explique finalement que la personne à convaincre est ce doyen de médecine qui est farouchement opposé à toute dérogation. J'expose tous mes arguments et finis par signaler que l'interne en question est dans un véritable état de détresse psychologique depuis que son changement de spécialité lui a été refusé. Il a commencé un traitement antidépresseur et un suivi psychiatrique. Le doyen me répond alors avec agacement que ce n'est pas une raison recevable. Il me parle de cette étudiante de première année qui s'est suicidée dans sa faculté et me dit de but en blanc : « C'est quoi la solution pour que les étudiants ne se suicident pas ? Donner le concours à tout le monde ? »

Je suis resté abasourdi par une telle réponse qui méprise des années de recherches sur les causes du mal-être des étudiants, notamment en médecine. Je réalise à ce moment-là que l'incompréhension ne peut être que totale entre ce doyen et moi. Comment discuter avec une personne qui considère encore que le suicide est une question à traiter avec si peu de sérieux ?

Les internes ne sont plus autant qu'avant des fils ou filles de parents venant des catégories socioprofessionnelles supérieures. Plus de 40 % d'entre nous viennent de foyers de la classe moyenne ou populaire. Or les conditions matérielles des études de médecine et de l'internat n'ont pas progressé depuis des années. Le salaire d'un interne de première année est d'environ 1 500 euros. Lors d'une enquête réalisée fin 2020 par le SIHP, plus de 25 % des internes franciliens déclaraient avoir du mal à accéder à un logement locatif, faute de garant solvable.

En avril, la question de prolonger le semestre d'hiver des internes s'est de nouveau posée au regard de la situation sanitaire. Les internes se sont massivement opposés à cette mesure. Après avoir obtenu que cela ne se produise pas, je me suis permis de prendre quinze jours de vacances, juste au moment où nous étions déconfinés, pour me reposer avec des amis sur l'île de mon enfance, la Corse.

J'avais choisi de retourner en réanimation pour l'été dans un hôpital que je connaissais bien, la Pitié-Salpêtrière.

# 5

# Covid venu de loin

Printemps 2021 : je retrouve la Pitié-Salpêtrière telle que je l'avais quittée. La réanimation polyvalente où je suis affecté est dans le même bâtiment que les urgences, juste un étage au-dessus. C'est une unité d'une douzaine de lits qui accueille tous types de patients en détresse vitale. La Pitié-Salpêtrière étant un centre de référence dans l'accueil des patients polytraumatisés graves, ce service de réanimation est leur destination après leur passage au bloc opératoire.

Quand j'arrive, début mai, la troisième vague est en pleine décrue mais le service est encore mobilisé. L'unité de surveillance des patients atteints de formes graves mais ne nécessitant pas de réanimation est encore ouverte. Un quart des lits est occupé par des patients Covid intubés et ventilés, certains dans un état dramatique. Ces patients sont arrivés au stade où l'espoir s'est quasiment éteint. La plupart d'entre eux meurent durant les quinze premiers jours de stage. La lassitude des soignants est palpable. Il est toujours difficile de voir partir des patients pour lesquels on s'est battu jour et nuit pendant des semaines.

Une de ces patientes continue cependant de lutter. Elle quittera la réanimation à la moitié de notre semestre après plus de trois mois sur le fil. Elle sera passée par toutes les phases, aura frôlé la mort un nombre incalculable de fois. Durant sa rééducation dans un autre bâtiment de la Pitié, elle refera quelques passages dans notre service pour des épisodes de détresse respiratoire. Mais elle s'en sortira.

Fin juin-début juillet, le service reprend son activité normale. Je suis vraiment content d'avoir pu choisir cette réanimation, car d'habitude elle n'est accessible qu'à des personnes mieux classées que moi. Or le service n'a pas fait le plein d'internes lors des choix d'avril : ce manque d'attrait est la conséquence d'une grande activité Covid durant l'hiver, activité inhabituelle pour un service qui est normalement censé prendre des patients en postopératoire. Sans compter que le chef de service a une appétence particulière pour le syndrome de détresse respiratoire aiguë (SDRA), la manifestation la plus sévère de l'infection par le SARS-Cov2. Depuis la première vague, ce service prend donc en charge de nombreux patients atteints de formes graves.

Ce n'est pas le seul service à avoir fait face à une pénurie d'internes durant l'été 2021. De nombreux collègues d'anesthésie-réanimation, après une année sur le front, ont préféré prendre six mois de pause dans leur internat, à leurs frais. Le chef du service que j'ai choisi l'a accueilli avec philosophie. Il s'est démené pour recruter des internes d'origine étrangère qui étaient ravis d'avoir accès à ce terrain de stage. D'autres chefs de service de réanimation franciliens l'ont pris avec moins de sang-froid. Ils se sont empressés de tirer à boulets rouges sur ces « jeunes » qui ne veulent plus travailler « quatre-vingt-dix heures par semaine » comme à l'époque des dinosaures de l'hôpital public. C'est le *leitmotiv* typique de cette génération de chefs de service qui ne supportent pas qu'on vienne leur expliquer que travailler plus de quarante-huit heures par semaine, ce n'est pas « mal », c'est tout simplement illégal.

L'activité reprend sans Covid au début de l'été. Elle sera marquée par des patients polytraumatisés graves, notamment par plusieurs jeunes blessés par balle venant du Val-de-Marne. Ayant grandi à Marseille, je m'étais habitué à ce qu'on dresse cette image apocalyptique de ma ville, faite de règlements de comptes et d'agressions à chaque coin de rue. L'Île-de-France est tout aussi touchée par les règlements de comptes que Marseille, voire plus en nombre d'homicides. En juillet, nous avons soigné un jeune de 21 ans qui avait reçu une dizaine de balles au niveau du ventre. Il était dans un état critique, et a été opéré plusieurs fois les premiers jours de son hospitalisation chez nous. Son réveil fut très difficile parce qu'il souffrait le martyre. Le chef avec lequel je prenais en charge ce patient m'avait permis de mener l'entretien avec la famille ; c'était une lourde responsabilité, mais une grande marque de confiance de sa part. Je devais donc, pour la première fois, choisir mes mots pour expliquer à une mère que son fils était entre la vie et la mort.

Après une grande inspiration, je commence à retracer la prise en charge de ce jeune homme retrouvé au sol près de chez lui en train de se vider de son sang. Je prends soin de choisir des mots simples et de m'arrêter régulièrement pour demander si elle a des questions. La mère est accompagnée par deux autres de ses fils. Je me souviens très bien, encore aujourd'hui, du regard plein de colère de celui qui devait être l'aîné. La maman est en larmes durant tout l'entretien. Il faut à la fois faire entendre que la situation est critique mais que les choses ne sont pas non plus sans espoir. À 21 ans, on peut se remettre de beaucoup de choses. Le message primordial était que tout cela allait prendre du temps et qu'il allait falloir être patient.

Avec l'expérience, j'ai compris qu'il est important de laisser les personnes reformuler ce qui a été dit pour être sûr que toutes les informations essentielles sont passées. Le plus dur, et je voyais certains de mes collègues parfois plus expérimentés avoir du mal à éviter cet écueil, est de ne pas « jargonner ». Utiliser des termes techniques réservés aux initiés est à la fois une facilité et une manière de se protéger. Mais expliquer les raisons qui nous conduisent à utiliser une machine de dialyse sans jargon médical est franchement un exercice difficile.

Durant l'été, je découvre que même un grand service de réanimation comme celui de la Pitié-Salpêtrière peut être touché par le manque de personnel, surtout paramédical. Avec les deuxième et troisième vagues de Covid, la plupart des infirmières avaient dû annuler leurs congés. En août, elles étaient donc nombreuses à vouloir partir en vacances. Leur absence s'est fait sentir.

L'organisation d'une journée d'interne de réanimation est la suivante : nous avons en moyenne trois patients chacun. Le matin, nous faisons le tour des bilans biologiques prélevés à 6 heures. Ensuite, il faut faire les prescriptions des traitements et des prochains bilans pour les vingt-quatre heures suivantes. Puis, un médecin senior vient vérifier et valider nos prescriptions.

Un jour que je suis pris dans cette routine, je prescris un examen biologique vraiment important à prélever le plus rapidement possible. Je passe dans la chambre du patient concerné et le dis de vive voix à l'infirmière qui s'en occupe, et celle-ci me répond qu'elle le fera dès que possible. Je vaque à mes différentes tâches et jette régulièrement un œil sur l'ordinateur pour voir si les résultats du prélèvement sont bien sortis. Il s'agit d'un résultat qui va déterminer si l'on introduit un traitement chez le patient qui pourrait changer l'évolution de son Covid grave. Je suis donc plutôt impatient et, quand je constate en début d'après-midi que le prélèvement n'est même pas encore parvenu au laboratoire, je vais voir l'infirmière. Face à mon insistance, l'infirmière en question me répond de façon hostile qu'elle n'a pas eu le temps de s'en occuper depuis le matin. Je lui dis alors que c'est très important, ce à quoi elle répond qu'en raison d'un sous-effectif elle doit s'occuper de trois patients toute seule.

En réanimation, le nombre de patients par infirmière est défini par la loi. Ce sont les seuls services d'hospitalisation où cela existe. Normalement, une infirmière ne doit pas avoir plus de 2,5 patients, donc cinq patients au maximum pour deux infirmières. Cet été 2021, avec les départs en vacances et surtout les difficultés à recruter du personnel pour pallier ces absences, on se retrouve régulièrement avec quatre infirmières pour douze patients.

Quand on voit la lourdeur du travail infirmier dans un service de réanimation, la cadence pour ces personnels était tout simplement impossible à tenir. On ne se rend pas compte, d'une part, de la variété et de la quantité de gestes qu'une infirmière doit effectuer en réanimation et, d'autre part, de la charge mentale que cela représente pour elle. Non seulement elle a de nombreux éléments matériels à vérifier chaque matin en arrivant à 7 heures, mais ensuite elle doit s'assurer que les prescriptions sont bien validées avant de commencer les traitements - autre motif de tensions avec les internes qui tardent, pour une raison ou une autre, à faire valider leurs prescriptions par un médecin senior.

L'infirmière m'ayant expliqué cela, je lui réponds qu'elle aurait dû me le dire, que je lui aurais donné un coup de main. Elle avait l'air épuisée. Cela faisait plusieurs journées de douze heures qu'elle enchaînait avec trois patients sur les bras, ce n'était pas humain. Je finis par l'aider sur quelques gestes que j'avais appris à réaliser quand j'étais en anesthésie. Le prélèvement pour le patient partit dans l'après-midi, nous avions donc perdu plusieurs heures pour introduire un traitement vital, simplement par manque de personnel.

Paradoxalement, c'est à partir de l'été 2021, donc après presque une année et demie de crise sanitaire, que l'hôpital public a commencé à craquer. C'était déjà inespéré au regard de son état d'avant-Covid-19. Mais force est de constater qu'après moins de dix-huit mois de crise, l'épaisse couche de peinture appliquée par le ministre de la Santé et son Ségur de la santé a rapidement commencé à s'écailler, laissant de nouveau apparaître les profondes fissures dans les murs de l'hôpital public.

Un exemple éloquent de cette déliquescence du service public hospitalier est celui des urgences de l'hôpital du Kremlin-Bicêtre. En tant que président du SIHP, je me suis retrouvé plongé au cœur des problèmes que vivait ce service depuis maintenant des années.

En avril 2021, je suis informé par des internes du Kremlin-Bicêtre que les gardes aux urgences se déroulent mal. Et quand je dis « mal », c'est un euphémisme. Ce que mes collègues me décrivent, c'est un service dans lequel la prise en charge des patients repose sur leurs seules épaules. À partir de 23 heures, les médecins seniors, pour la plupart des intérimaires payés une fortune pour assurer des gardes dans le service sans être titulaires, disparaissaient. L'interne devient alors le senior, et l'externe de médecine (étudiant de la troisième à la sixième année) devient l'interne.

Ces urgences sont parmi les plus importantes de l'Île-de-France. Elles accueillent en moyenne cent cinquante à deux cents personnes par jour, soit environ soixante mille passages par an. D'après les recommandations des sociétés savantes, pour un tel nombre de passages, il faudrait que le service compte entre vingt et vingt-trois médecins en équivalent temps plein. Quand je m'intéresse à la situation sur place, ils sont moins de quatorze.

Par ailleurs, la diminution continue du nombre de lits dans l'hôpital conduit de nombreux patients arrivant aux urgences à passer une, voire plusieurs nuits, sur des brancards, dans les couloirs, en « hospitalisation-brancard », comme on dit dans le jargon de l'administration hospitalière. Les internes qui m'envoient leurs témoignages me décrivent des scènes apocalyptiques : dans les couloirs, des brancards sont alignés avec des patients qui essaient d'attraper leur blouse au passage pour savoir s'ils peuvent espérer avoir une chambre rapidement. Et les plus épuisés d'entre eux sont les plus inquiétants, les infirmières doivent passer régulièrement vérifier que les patients qui ne revendiquent plus rien ne sont pas tout simplement inconscients... Le matin, les médecins d'autres services du CHU passent ; ils viennent faire « leur marché », comme ils le disent eux-mêmes. Ils choisissent alors les heureux élus qui pourront bénéficier d'une hospitalisation dans leurs services. Laissant les autres patients à la charge des urgences au bord de l'implosion. Ces nuits passées sur des brancards sont autant de « pertes de chances » pour les patients. Encore un euphémisme pour dire qu'il n'y a pas d'équité dans les prises en charge.

En plus de sa saturation, l'organisation du service est en elle-même défaillante. Il est par exemple impossible de savoir en temps réel où se trouvent les patients dans les urgences. Je reçois ce témoignage d'un interne qui débute en disant qu'il n'est pas celui, « parmi [ses] collègues, qui [a] vécu les pires gardes ». Il poursuit cependant en expliquant qu'une nuit, alors qu'il cherchait un patient dans les urgences, il a buté sur une porte de box bloquée par quelque chose gênant son ouverture. Il comprend que ce « quelque chose », c'est une petite dame de plus de 90 ans allongée par terre et inconsciente. Il arrive finalement à entrer dans le box et se rend compte que la mamie est hémiplégique, qu'elle venait pour suspicion d'AVC et qu'elle était là depuis des heures. Un mot d'un « médecin » était gribouillé à la main sur son dossier papier mais personne dans le service ne pouvait dire qui l'avait écrit. Ce qui a le plus choqué l'interne qui témoigne, c'est l'impression de décalage entre sa perception de la gravité de la situation et la manière dont elle était considérée par le reste du personnel.

Des exemples comme ça, il y en avait des dizaines dans les témoignages que j'ai reçus. Et le plus étonnant, c'était que les salariés du SIHP en avaient ressorti qui remontaient à l'hiver 2017 et dans lesquels on retrouvait quasiment mot pour mot les mêmes situations dramatiques. Par ailleurs, les conditions d'accueil des internes lors des gardes n'étaient absolument pas respectées. La chambre de garde dans laquelle les internes pouvaient se reposer quelques heures était accolée à un transformateur électrique produisant un bruit assourdissant…

Je ne pouvais pas rester indifférent face à cela et décidai de demander des comptes à la direction de l'établissement, mais aussi à l'ARS. Pour moi, il était inimaginable qu'on continue à exposer les internes comme les patients à un service si dysfonctionnel. Les enseignants, les doyens de médecine ainsi que la direction du Kremlin-Bicêtre ont cherché à minimiser l'affaire. On m'a expliqué que des efforts avaient été entrepris depuis quelques mois et qu'il fallait attendre qu'ils portent leurs fruits. Les doyens, pourtant garants du caractère formateur des terrains de stage, répétaient à l'envi que les internes devaient faire tourner ce service d'urgences quoi qu'il en coûte. Après plusieurs réunions stériles, desquelles n'est sortie absolument aucune remise en question de la part de l'encadrement universitaire ou hospitalier, je me vois contraint de faire appel à la presse.

Après la parution de trois articles dans la presse locale et nationale, j'obtiens mi-juillet que l'autorisation d'accueillir des internes soit retirée au service des urgences du Kremlin-Bicêtre. C'est un véritable coup de tonnerre pour l'AP-HP. En effet, c'est la première fois qu'on retire ce droit à un si gros service. La direction du Kremlin-Bicêtre m'explique que, sans internes, les urgences devront fermer le soir même de la décision. Je conçois parfaitement que ce soit une perte de chances pour l'immense bassin de population qui ne peut compter que sur ce service. Mais ne mérite-t-elle pas un service d'urgences fonctionnel qui lui donne les mêmes chances de prise en charge que d'autres établissements d'Île-de-France ?

J'ai discuté avec un de mes collègues de cette situation extrêmement tendue pour moi – je ne doutais pas qu'en remuant ainsi le lisier j'allais me créer des inimitiés à l'AP-HP et parmi les doyens de médecine. Il finissait son internat de médecine d'urgences et était justement passé par celles du Kremlin-Bicêtre il y a quelque temps déjà. Il m'a raconté, les larmes aux yeux, qu'un jour il avait retrouvé une patiente d'une trentaine d'années décédée sur un brancard. Elle souffrait d'une drépanocytose et avait été « oubliée » dans les urgences pendant plusieurs heures. Elle était morte dans l'indifférence générale. Il me raconte qu'à l'époque tout cela avait été mis sous le tapis, la famille de la patiente n'ayant pas les ressources pour porter l'affaire devant la justice.

La situation aux urgences du Kremlin-Bicêtre m'a permis de voir qu'il y avait bien un phénomène de deux poids deux mesures dans la manière de traiter les problèmes à l'hôpital. Lorsque, en décembre 2018, une patiente d'une cinquantaine d'années est retrouvée morte sur un brancard aux urgences de Lariboisière dans le 9e arrondissement de Paris, le branle-bas de combat est déclenché par l'AP-HP qui réorganise et rénove le service, permettant d'offrir désormais un accueil acceptable. Quand c'est une patiente drépanocytaire du Val-de-Marne qui meurt sur un brancard aux urgences du Kremlin-Bicêtre ou une vieille dame avec un AVC qui est retrouvée oubliée dans un box, il est plus difficile de faire bouger les choses.

Depuis le mois de juillet 2021, le service des urgences du Kremlin-Bicêtre a fait de gros efforts pour améliorer la prise en charge des patients. Je continue de suivre la situation de près avec la direction du site et l'ARS Île-de-France et surtout nos collègues internes qui doivent toujours faire tourner le service la nuit. Je souhaite sincèrement que leur engagement au service des habitants du Val-de-Marne soit reconnu à sa juste valeur.

Au mois d'août, la réanimation voit revenir notre vieil ami. Les patients avec des formes graves de Covid recommencent à arriver aux urgences de la Pitié. Nous en recevons certains, pour la plupart non vaccinés, d'autres vaccinés mais ayant quand même une forme grave. Les patients non vaccinés l'étaient souvent par manque d'informations ou parce qu'ils étaient géographiquement éloignés du système de santé. La plupart vivaient dans des quartiers défavorisés où les structures de soins sont rares. Ils faisaient partie, par conséquent, d'un public bien incapable d'aller prendre un rendez-vous sur une plateforme numérique en ligne. Les pouvoirs publics avaient mis plusieurs mois avant de se rendre à l'évidence : il ne suffisait pas d'ouvrir la vaccination à tout le monde pour que tout le monde y ait véritablement accès. Comme pour de nombreuses prestations sociales, il y a un gouffre entre leur création et leur accessibilité. Un discours qui est assez peu entendu du côté des responsables politiques.

Une de ces patientes, une dame d'une soixantaine d'années, est arrivée chez nous avec une forme gravissime de Covid. Lorsqu'on a demandé à son fils si elle était vaccinée, il nous a répondu qu'il avait eu beaucoup de difficultés à lui obtenir un rendez-vous pour sa première dose, qui devait avoir lieu justement la semaine suivante. Il était en larmes face à tant d'injustice. Je me suis occupé de sa mère pendant une bonne partie de l'été. Je me souviens de l'avoir intubée un vendredi après-midi, alors que des journalistes étaient présents dans le service. Après des semaines de montagnes russes entre améliorations et dégradations, elle est morte du Covid en septembre.

Nous avons également reçu des patients vaccinés mais dont le système immunitaire était malgré cela trop fragile pour se défendre contre le Covid-19. Les tableaux de détresses respiratoires se compliquant, d'autres défaillances s'enchaînaient, participant à l'épuisement du peu de personnel encore présent en plein cœur de l'été. Du côté des internes, nous étions nombreux et faisions peu de gardes, nous nous sentions donc relativement préservés.

Lorsque, en juillet, le gouvernement a annoncé que les soignants avaient jusqu'au 15 septembre pour se faire vacciner, les débats furent houleux. Dans le service, l'intégralité du personnel était vaccinée à ce moment-là. Ce n'était pas cela le problème. Les soignants se sentaient blessés par cette mesure que nous vivions comme une stigmatisation. Comme si, après avoir été applaudis, nous étions montrés du doigt tels de mauvais élèves dont l'inconséquence mettait en danger les patients.

La vaccination des soignants est évidemment nécessaire. Durant les vagues précédentes, nous avions tous été témoins de foyers de contamination intrahospitaliers provoqués par des soignants asymptomatiques ayant propagé à leur insu le Covid. Mais nous n'avons pas oublié non plus que les autorités nous ont obligés à continuer de travailler même lorsque notre test était positif afin de tenir à bout de bras le système de santé qu'elles avaient fragilisé depuis des années. Et ce au mépris des règles élémentaires de la santé au travail. En effet, le fondement de la médecine du travail est de faire passer la santé des salariés avant les impératifs de l'établissement dans lequel ils travaillent. Ce qui a été largement ignoré, y compris par les sociétés savantes de médecine du travail, comme me le révélait un collègue interne lors de la première vague[1].

En août, plusieurs journalistes m'ont contacté pour savoir si les débats sur la vaccination déchiraient les soignants entre eux et s'il fallait craindre une désertion des services hospitaliers par d'irréductibles antivax. J'étais vraiment déprimé par cette recherche du pugilat au sein de l'hôpital alors que ce que je voyais surtout, c'étaient des soignants qui se serraient les coudes depuis des mois. Ils débattaient, évidemment, mais en respectant les avis et les opinions de chacun. Nous n'étions pas tous d'accord, hormis sur le fait que la considération dont nous

1. https://blogs.mediapart.fr/linterne-en-medecine-du-travail/blog/060420/covid-19-aupres-des-soignants-quand-la-medecine-du-travail-fait-du-management

gratifiait le gouvernement n'était pas à la hauteur de notre engagement et de notre professionnalisme. C'était là que le bât commençait sérieusement à blesser notre détermination. Jusqu'à ce moment de la pandémie, l'hôpital avait fait face et, j'ai la prétention de le dire, les soignants ont été exemplaires. Mais la vaccination obligatoire, si elle est justifiée sur le fond, vient égratigner un peu plus la confiance nécessaire entre les institutions et les soignants qui ont fait beaucoup de sacrifices depuis mars 2020.

Dans mon service, pour pallier le manque d'effectif, les infirmières se retrouvaient à faire des heures supplémentaires à la pelle. Dès fin 2019, un décret du gouvernement avait opportunément fait sauter toutes les limites au nombre d'heures supplémentaires que les personnels hospitaliers sont autorisés à faire en une année. À défaut d'attirer du personnel frais, la stratégie était d'user ceux qui restaient jusqu'à l'épuisement. La faiblesse de la rémunération des infirmières pouvait donc servir de levier pour leur faire faire toujours plus d'heures, au mépris de leur vie personnelle et de leur santé.

Une infirmière de réanimation reste en moyenne moins de deux ans dans un service. À l'été 2021, nous avons donc vu de nombreuses infirmières quitter notre service. Les nouvelles venues découvraient la réanimation dans des circonstances qui étaient loin d'être optimales. Je me souviens de cette toute nouvelle infirmière qui était en pleurs à chaque fin de journée tellement la charge de travail était lourde. J'essayais maladroitement de lui remonter le moral en lui disant qu'elle allait prendre les réflexes et que nous aussi, les internes, nous passions de sales journées au début de notre internat de réanimation.

Le manque de personnel n'est pas la seule chose qui cloche à l'hôpital. Du côté médical, une plainte récurrente vient des outils informatiques obsolètes que nous sommes obligés d'utiliser. Quand les journalistes me contactaient, je leur expliquais qu'en 2021, à l'AP-HP, nous utilisions toujours le fax pour demander une radiographie ou un scanner. Pour prendre en charge un patient, il nous faut naviguer entre pas moins de quatre logiciels différents. Un sur lequel est centralisée une partie du dossier médical du patient (le reste étant encore dans la fameuse enveloppe déchirée dont je vous parlais dans le prologue), un autre permettant d'accéder aux résultats des prises de sang, un autre encore aux imageries (scanner, radio, IRM, etc.) et enfin, un dernier, *via* lequel nous faisons nos prescriptions.

La conséquence de tout cela, c'est que l'on passe chaque jour plus de temps devant un ordinateur qu'auprès des patients. Et je vous parle de la réanimation, un des endroits de l'hôpital dans lesquels la paperasse est le moins présente. Un de mes collègues, interne en pneumologie dans un service où il a la charge d'une vingtaine de malades, m'explique qu'il fait littéralement une heure de médecine par jour. Le reste de sa journée de dix heures, il le passe derrière son ordinateur et au téléphone.

L'utilisation du fax est vraiment une aberration totale. Dans notre service de réanimation, nous avions ainsi deux immenses classeurs contenant des documents permettant de faire des demandes de médicaments « spéciaux ». Ces traitements n'avaient de spécial que leur coût qui avait convaincu la pharmacie de la Pitié de nous faire remplir ces feuilles A4 que l'on devait ensuite faxer à leurs services pour qu'ils puissent valider ou non notre prescription. Autant vous dire que, lorsque la situation était critique, les coups de fil de la pharmacie étaient mal vécus par les médecins de la réanimation, et les engueulades fréquentes.

Les outils informatiques sont le talon d'Achille de l'hôpital public. Ils font perdre un temps précieux aux médecins. Un temps que ces derniers ne consacrent pas au cœur de leur activité, le soin. On voit souvent dans le débat public des allusions au fait qu'il y aurait trop de personnel administratif à l'hôpital. Mais il ne faut pas s'y tromper. Certes il y en a trop, notamment dans les directions hospitalières avec un nombre incroyable de directeurs, sous-directeurs, etc. Cependant, il manque du personnel administratif dans les services, auprès des soignants, pour les épauler dans leurs tâches quotidiennes. Par exemple, les comptes-rendus d'hospitalisation devraient être prérédigés et relus par des secrétaires médicales et non par les internes.

Les hôpitaux seraient d'ailleurs mieux rémunérés par l'assurance maladie. En effet, depuis 2005 et la « tarification à l'activité » (T2A), les établissements de santé sont rémunérés en fonction du nombre d'actes de soins ou de diagnostic qu'ils pratiquent. Une vision comptable introduite par Jean Castex, à l'époque directeur de l'hospitalisation et de l'organisation des soins au ministère des Solidarités et de la Cohésion sociale, dans les années 2004-2005. Or, pour connaître ces gestes, il faut que l'établissement code ces actes selon un référentiel précis. Dans la plupart des établissements privés et quelques publics, ce codage est optimisé par des personnels formés à cet effet. Car il faut bien connaître le référentiel pour être sûr que le séjour des patients sera bien « rémunéré » à sa juste valeur par la Sécu. On voit poindre ici la perversité de ce système de codage qui encourage les établissements à faire du chiffre en poussant à pratiquer des actes « rémunérateurs ». Cette dynamique renforce la pression sur les soignants et sur les médecins qui, dans les dossiers médicaux, doivent faire ressortir les actes qui rapportent.

Mi-août 2021, on respire dans mon service en voyant les entrées en réanimation diminuer, en grande partie grâce à l'instauration du pass sanitaire qui a écrasé la courbe des contaminations. Mais c'était sans compter avec une situation dramatique qui était en train de s'accélérer à des milliers de kilomètres de Paris et qui allait directement nous affecter en cette fin d'été.

Un lundi, alors que nous terminions notre réunion hebdomadaire destinée à faire le point sur les événements du week-end, le chef de service nous annonce que nous allons devoir réserver deux chambres cette semaine pour accueillir des patients évacués des Antilles. Il s'agissait de patients atteints de formes graves du Covid, intubés et ventilés, censés être suffisamment stables pour être déplacés. Il nous informe que la situation dans les hôpitaux de Martinique et de Guadeloupe est critique à cause de l'arrivée du variant Delta et d'une couverture vaccinale très faible. Le taux d'incidence y est supérieur à 1 000 cas pour 100 000 habitants. Les services de réanimation ont beau avoir multiplié par quatre leurs capacités d'accueil, ils sont incapables de prendre en charge de nouveaux patients.

Entre août et septembre 2021, nous recevons une dizaine de ces patients évacués par avion. Certains arrivent stables, d'autres ont vu leur état se dégrader pendant le transport. Un tiers environ ne sortira pas vivant de notre réanimation, parfois inconscients qu'ils mouraient à des milliers de kilomètres de chez eux.

À chaque arrivée d'un patient, nous prenions un petit peu plus conscience de la catastrophe sanitaire en cours aux Antilles. Ainsi, ce patient pour lequel les équipes en Martinique soupçonnaient une infection, sauf qu'il n'y avait plus aucun flacon disponible à Fort-de-France permettant d'effectuer un prélèvement sanguin à la recherche de bactéries… En lisant le compte-rendu médical, on apprend qu'il avait été précédemment intubé dans une cuisine du CHU ! Autant dire qu'il avait vraiment toutes les chances d'être infecté par une bactérie carabinée.

Je me suis occupé de ce monsieur d'une cinquantaine d'années durant les semaines suivant son arrivée. Il n'avait pas de comorbidités particulières, hormis une hypertension, et n'avait pas été vacciné. Lorsqu'il s'est réveillé, il a fallu le maintenir intubé une bonne semaine, car ses poumons n'étaient pas encore capables d'oxygéner son corps sans le support de la machine. Il a traversé de nombreuses phases de découragement et je me souviens qu'on a vraiment passé beaucoup de temps à lui remonter le moral en discutant avec lui. Je revois ses haussements d'épaules un peu désabusés quand je lui disais qu'il tenait le bon bout.

Lorsque nous avons enfin pu lui enlever le tuyau dans la gorge qui le gênait tant, il nous a fait un sourire qui valait tous les mercis de la terre. On a continué à discuter, il me parlait de sa vie en Martinique, de sa peur du vaccin. Mais il était maintenant impatient de recevoir sa dose. Sa femme, qui avait fait le trajet depuis les Antilles pour le soutenir, était plus difficile à convaincre.

Le patient la grondait un peu en lui disant d'« écouter le docteur ».

Au sujet des vaccins, j'ai beaucoup évolué ces dernières années, et ce bien avant le Covid. À une époque, je faisais partie de ces médecins intolérants à tout discours « antivax » et qui ne prenaient pas le temps de débattre parce que, pour moi, la science suffisait. Maintenant, j'essaie d'avoir une attitude plus bienveillante. Je sais très bien que cela ne sert à rien d'arriver avec sa morgue de « sachant » et d'assener des vérités scientifiques comme si aucune opinion contraire n'était recevable. J'essaie d'abord d'identifier les freins et les craintes et aborde ensuite les choses sous l'angle de la balance bénéfices-risques, à la fois à l'échelle individuelle et collective.

D'autres patients rapatriés des Antilles eurent moins de chance. Un de mes patients, un jeune d'une trentaine d'années, est mort en quelques semaines après qu'on a eu tout tenté. Il a bénéficié de tout ce que la médecine moderne pouvait fournir, mais ça n'a pas été suffisant. Peu de temps avant qu'il décède, on apprenait que sa mère et sa tante étaient également mortes en Guadeloupe. Une hécatombe familiale qui aurait peut-être été évitée avec le vaccin.

Entre septembre et octobre, nos deux derniers mois de stage, le nombre de patients Covid recommence à diminuer. Les évacuations sanitaires se sont arrêtées et l'activité du service connaît même une accalmie. De nombreux chefs arrivent à partir en vacances. J'en profite également pour partir quinze jours loin de la métropole afin de me ressourcer avant l'hiver.

Ce stage m'a beaucoup appris, sur la réanimation mais aussi sur l'hôpital. J'ai compris que si le service de réanimation d'un hôpital tel que la Pitié-Salpêtrière avait des difficultés à recruter, c'était que la situation devait être vraiment critique partout. Par ailleurs, j'avais aussi acquis la conviction que les médecins gagneraient à être formés à autre chose qu'à la médecine. Je dis cela, car, dans ce service, il y a des médecins excellents, de brillants cliniciens et/ou chercheurs avec des profils variés et une humanité incroyable. Pourtant, les relations avec les personnels paramédicaux ou avec les internes n'étaient pas toujours simples. Mon analyse était la suivante. La plupart de ces médecins seniors étaient passés comme internes ou comme « chefs » dans des services d'excellence mais aussi dans lesquels la règle était la « pédagogie par la souffrance ». En gros, le *leitmotiv* de certains services de réanimation, c'était que pour être un bon médecin, il fallait souffrir. Souffrir en étant humilié devant ses pairs, souffrir en travaillant beaucoup, souffrir en faisant systématiquement passer sa vie personnelle après l'hôpital.

Ces médecins étaient sortis de ces expériences avec des compétences médicales exceptionnelles, mais avec un relationnel professionnel médiocre, voire catastrophique. La communication en équipe n'était pas leur fort. Il leur était vraiment difficile d'adresser des critiques sans que celles-ci soient blessantes. Lorsqu'ils demandaient à une infirmière ou un interne de faire quelque chose, ça sonnait comme un ordre et non une demande. Toutes les règles de base de la communication non violente (dire : « Est-ce que tu peux » plutôt que : « Fais cela ») étaient ignorées. Le résultat était que certains internes vivaient vraiment mal leur stage, ce que je trouvais regrettable, car il n'y avait qu'un pas à faire pour que tout se déroule au mieux. Après en avoir parlé avec deux jeunes médecins seniors et le chef de service, les choses se sont améliorées.

C'était d'autant plus frustrant de voir cela que la totalité des médecins du service étaient des personnes profondément humaines et chaleureuses dès qu'on sortait du contexte professionnel. Il me semble que c'est un problème de formation avant tout. L'environnement dans lequel nous travaillons à l'hôpital est extrêmement particulier. Nous sommes soumis à un stress émotionnel très intense, avec un haut niveau d'attente et d'exigence vis-à-vis de nos moindres faits et gestes. Nous travaillons avec des personnes qui n'ont pas toutes le même niveau de connaissances médicales et qui, pourtant, sont indispensables pour que la prise en charge que nous souhaitons soit strictement appliquée au bénéfice des patients.

Le niveau de compétences des soignants à l'hôpital est vraiment extraordinaire, et cela renforce d'autant plus notre amertume de voir tout ce système être si malade.

# 6

# Le blues de l'hôpital

En octobre 2021, l'heure est au choix de mon prochain stage. Je décide de retourner en anesthésie et, plus précisément, de réaliser mon stage de « mater ». Dans notre cursus d'anesthésiste réanimateur, nous sommes obligés de passer par un service dans lequel on peut se former à la prise en charge anesthésique de la femme enceinte ou en train d'accoucher. Il s'agit principalement de savoir poser des péridurales mais aussi de gérer certaines urgences spécifiques de l'accouchement comme l'hémorragie du post-partum ou la césarienne.

Après quatre stages au sein de l'AP-HP, je décide aussi de découvrir un autre aspect de l'hôpital public. Je choisis donc un centre hospitalier intercommunal de la petite couronne parisienne. Le service de maternité est l'un des piliers de l'établissement, car classé de « niveau 3 », c'est-à-dire apte à prendre en charge des grands prématurés en réanimation néonatale. La maternité est l'une des plus grosses de l'Île-de-France et constitue un service de référence dans la zone géographique où se trouve cet hôpital public.

Le geste anesthésique de la péridurale qui permet de soulager les douleurs liées au travail lors de l'accouchement nécessite un grand nombre de répétitions avant d'être totalement maîtrisé. La littérature scientifique a même fixé des seuils. À partir de cinquante péridurales, l'intervenant est considéré comme à l'aise avec le geste, à partir de deux cents, il devient expert. La courbe d'apprentissage est donc à la fois lente et abrupte puisque, au-delà de deux cents, il n'y a plus vraiment de progression de l'opérateur.

Durant mon stage, mon objectif est donc de maîtriser ce geste. Mais ce n'est pas le seul rôle de l'anesthésiste dans une maternité. Il doit aussi savoir gérer les situations de crise qui peuvent se produire autour de l'accouchement. La principale complication est ce qu'on appelle l'hémorragie du post-partum. Chaque naissance engendre des saignements chez la parturiente, mais ceux-ci sont considérés comme pathologiques au-delà du demi-litre de sang perdu.

Depuis une cinquantaine d'années, la prise en charge de l'accouchement en France a été de plus en plus encadrée médicalement. Les décès en couches, qui étaient hélas fréquents il y a un demi-siècle, sont désormais et heureusement exceptionnels. Pendant des siècles, la première cause de décès de la parturiente fut l'hémorragie.

La diminution drastique de ces événements funestes est due à la fois à l'amélioration des techniques chirurgicales et à l'intervention rapide de l'anesthésiste dans son rôle de réanimateur.

Ce nouveau stage est aussi pour moi le retour aux gardes de vingt-quatre heures. Durant l'été, lors de mon précédent stage, je n'avais que très peu de gardes à effectuer dans le service. J'avais d'ailleurs décidé d'en reprendre dans le service de réanimation où je me trouvais à l'été 2020 pour soulager les internes qui y étaient affectés en sous-effectif. J'avais donc un peu oublié ce que pouvait être un emploi du temps rythmé par des nuits blanches.

L'une des épreuves dont j'avais vite oublié l'âpreté physique, c'était le fameux V-D, le vendredi puis dimanche de garde, qui fait réaliser quarante-huit heures à l'hôpital en trois jours. Pour peu que la garde du vendredi ait été un peu dure, on perd son samedi à somnoler au fond de son lit en espérant être opérationnel à nouveau le lendemain pendant vingt-quatre heures.

En octobre 2021, j'ai aussi été réélu à la tête de mon syndicat, ce qui m'a permis de négocier de nouveau d'être en surnombre durant le semestre d'hiver. Nous sommes donc six internes au lieu de cinq pour à la fois occuper le tableau de gardes et être présents en consultation d'anesthésie et au bloc opératoire. Ce qui nous a permis de faire un planning ne dépassant pas les quarante-huit heures de travail hebdomadaires, comme nous y obligeait d'ailleurs l'encadrement du service.

Avec des plages de travail de vingt-quatre heures, ce maximum légal est atteint en un temps record. Les journées de présence en anesthésie comptent pour dix heures de travail. Nos semaines comportent donc de nombreux jours *off* qui nous permettent de travailler sur nos projets de recherche, et en ce qui me concerne, de me consacrer au SIHP. Il est intéressant de noter que mes collègues internes sont contents de ces jours *off*, mais ont aussi l'impression de ne pas « assez » travailler. Faire des semaines de soixante ou soixante-dix heures est vraiment intégré comme une norme chez certains.

Lors de mon entrée dans cet établissement, je souhaitais voir comment fonctionne un hôpital public en dehors d'un grand centre comme l'AP-HP. L'accueil des internes y est très différent. Contrairement aux établissements de l'AP-HP qui ont estimé que, de par leur prestige et/ou leur situation géographique, il n'était pas nécessaire de faire d'efforts dans ce domaine, les hôpitaux dits périphériques ont plutôt tendance à mettre les petits plats dans les grands. J'en veux pour preuve l'exemple suivant (qui peut paraître trivial mais qui est vraiment parlant d'après moi) : durant l'hiver 2020-2021, malgré mon emploi du temps chargé par la deuxième puis la troisième vague de Covid, en tant que président du SIHP, je me suis intéressé à une pratique concernant les internes, courante dans de nombreux établissements de santé. Il s'agit de leur demander en début de stage une somme d'argent, appelée « caution », qui conditionne la délivrance de leurs blouses et pyjamas de bloc ou de réanimation. Ces vêtements sont indispensables à notre exercice dans l'établissement et doivent par ailleurs être quotidiennement aseptisés pour limiter les risques infectieux. Trouvant cette mesure, caution contre vêtement de travail, étonnante, nous avons contacté l'inspection générale du travail d'Île-de-France. Celle-ci nous a bien confirmé qu'il était parfaitement illégal de réclamer une somme d'argent pour fournir du matériel de protection individuelle, même si cette caution était, théoriquement, restituée en fin de stage. Cette situation était d'autant plus inimaginable qu'on était en pleine pandémie et qu'avoir un vêtement de travail propre mis à disposition gracieusement par son hôpital semblait aller de soi. Il a fallu que l'on envoie à tous les établissements appliquant cette mesure inique des lettres pour que la plupart (pas tous !) décident de la supprimer.

En arrivant dans l'hôpital où j'effectue mon stage d'hiver, en novembre 2021, j'ai eu le plaisir de constater que celui-ci nous fournissait évidemment gratuitement nos vêtements de travail. Mais ce n'était pas tout, l'établissement nous offrait également l'accès au restaurant du personnel. Nous avons eu dès le premier jour nos codes d'accès aux outils informatiques utilisés dans l'hôpital, ce qui ne m'était pas arrivé dans mes stages précédents à l'AP-HP.

L'accueil était donc très encourageant. Les hôpitaux en périphérie de Paris savent faire ces petits efforts qui changent la vie d'un interne en début de stage. Nous avons été accueillis par les médecins du service dont l'objectif est que nous tirions un maximum d'enseignements de notre stage. La bienveillance et l'écoute sont au rendez-vous. Le service d'anesthésie, comme de nombreux services de ces établissements des petite et grande couronnes parisiennes, est composé en grande majorité de médecins venus de l'étranger. C'est une réalité qui est souvent occultée par les discours sur l'hôpital public. L'une des raisons pour lesquelles il est encore debout tient au fait que des milliers de médecins venus souvent de pays francophones, d'Afrique notamment, font tourner des services hospitaliers entiers partout en France.

Le parcours qu'ils ont dû faire pour en arriver là est très difficile. Ces médecins viennent souvent après avoir terminé leur cursus de médecine dans leur pays. Mais, en arrivant en France, ils sont soumis à l'obligation de réaliser des stages en tant que « faisant fonction d'interne » ou FFI. Ce statut est très précaire, valable pour une année seulement avec des salaires encore plus faibles que ceux des internes français. Après plusieurs années de FFI, ces médecins doivent repasser un examen pour obtenir le droit d'exercer en France comme praticiens à part entière. Une fois ce sésame en poche, le parcours du combattant n'est pas terminé pour eux, car ils doivent encore plusieurs années à l'hôpital public avec des contrats courts non renouvelables automatiquement, avant d'être officiellement reconnus comme médecins libres d'exercer sur notre territoire.

Dans le service d'anesthésie où je suis, plus de 90 % des médecins sont donc d'origine étrangère. La plupart sont là depuis des années. Leur niveau de compétences est excellent et leur investissement dans l'établissement très important. Ce parcours du combattant, c'est l'une de nos collègues ayant le statut de FFI, mais qui est médecin dans son pays, qui me l'a raconté. J'ai l'impression qu'on a parfois tendance à oublier le rôle que jouent ces médecins étrangers dans la survie de notre système public hospitalier. Ce serait bon de s'en souvenir à l'occasion.

L'apprentissage de l'anesthésie en maternité me permet d'oublier un peu la pandémie Covid, même si elle n'est jamais très loin. Dès le début du stage, nos encadrants se sont montrés rassurants, il n'est pas prévu d'avoir recours à nos services en réanimation pour l'instant. Aucun d'entre nous n'a vraiment envie d'y retourner, mais notre réponse est unanime : s'il y a besoin de nous, on ira évidemment aider les collègues.

Cet hôpital compte un service de réanimation dite polyvalente qui est géré surtout par des réanimateurs non anesthésistes. Dès le mois de novembre, les bruits de couloir font état d'un service qui a de grandes difficultés pour recruter du personnel paramédical, comme tous les services par ailleurs, et qu'il est donc fort peu probable que le nombre de lits de soins critiques soit augmenté durant l'hiver, quelle que soit l'évolution de la pandémie.

Ces informations qui se voulaient rassurantes, car elles signifiaient que l'on pourrait se concentrer sur notre stage d'anesthésie obstétricale, étaient quand même inquiétantes quant à l'état de l'hôpital. Et d'ailleurs, les conséquences de cette situation ne tardèrent pas à se faire sentir, y compris en anesthésie.

En attendant, je me forme à la prise en charge anesthésique des patientes enceintes ou sur le point d'accoucher. Les gardes sont un peu différentes de ce que j'ai connu jusqu'ici. En maternité, elles se déroulent souvent à un rythme particulier car nous ne sommes pas sollicités en permanence. L'interne d'anesthésie doit être disponible en permanence pour aller soulager la douleur d'une femme en train d'accoucher. La journée s'écoule donc à attendre les appels, à aller en chambre, poser la péridurale et retourner se reposer jusqu'au prochain coup de fil. Il y a un côté « prestataire de services », comme on dit entre nous, qui peut être un peu frustrant. Mais il dépend aussi de nous d'essayer de tisser des liens avec les sages-femmes pour suivre la prise en charge des parturientes de manière plus intéressante.

Lors de mon stage d'anesthésie de l'hiver précédent, j'avais eu la chance de pouvoir poser une petite vingtaine de péridurales. Je n'étais pas tout à fait novice avec le geste. L'une des anesthésistes qui m'avaient formé à cette époque me disait toujours que 80 % du travail est exécuté par la patiente. Avant de faire le geste, je prends donc un moment pour réexpliquer les différentes étapes, surtout aux femmes venant pour un premier accouchement. C'est parfois un peu compliqué, car les parturientes sont souvent pressées d'être soulagées, et je les comprends. Mais un geste rendu plus rapide parce qu'il est mieux compris, c'est aussi dans l'intérêt de la future mère.

Il y a un côté très gratifiant dans la pose de péridurale. C'est toujours valorisant d'arriver alors que la patiente souffre le martyre et de repasser un quart d'heure après le geste pour constater qu'elle commence à être soulagée. La douleur provoque la libération de nombreuses hormones de stress qui inondent le corps de la mère comme celui du bébé. La péridurale n'est donc pas un geste de confort. Elle permet de limiter le stress chez le bébé et elle augmente les chances d'un accouchement sans complications. Quand on pense qu'elle n'était pas remboursée par la Sécurité sociale jusqu'en 1994, on se dit que les évolutions dans la considération de la douleur des femmes sont bien lentes…

À côté des poses de péridurale, l'anesthésiste en maternité doit aussi gérer les urgences. La principale d'entre elles, c'est la césarienne « code rouge ». Il s'agit d'une situation lors de laquelle il faut extraire en urgence absolue le bébé du ventre de la mère, que ce soit pour la sauver elle ou son enfant. L'anesthésiste doit donc rendre possible l'incision pour césarienne au plus vite, soit en anesthésiant le bas du corps de la patiente soit en l'endormant complètement.

Ces situations sont très stressantes. La première fois que j'ai été appelé pour une césarienne code rouge, c'était pour une patiente dont le bébé était en train de s'étrangler avec son cordon ombilical. Devoir réaliser une extraction du bébé en urgence est extrêmement rare mais vital, car le cerveau de l'enfant n'est pas correctement oxygéné et chaque seconde de perdue peut avoir des répercussions sur sa santé future. Lorsque ce genre de situation se présente, nous avons une sorte de bipeur qui se met à sonner. Chaque intervenant indispensable à la prise en charge de cette urgence en a un. Le jour où cela m'est arrivé, j'ai reçu un coup de téléphone en panique de l'interne de gynécologie obstétrique qui me demande où je suis. Je comprends que le bipeur n'a pas sonné et je m'empresse donc d'appeler mon chef pour lui dire qu'on a un code rouge, tout en courant vers le bloc opératoire. Lorsque j'arrive, l'état d'agitation est maximal, tout le monde s'active et je vois que je ne vais pas pouvoir gérer seul la situation. La sage-femme est en train de mettre une perfusion et je me dis qu'il va falloir endormir la patiente. Je m'en vais alors préparer les médicaments pour cela.

Heureusement, mon chef est arrivé quelques secondes plus tard et m'a demandé de mettre le matériel de surveillance sur la patiente. Une fois cela fait, l'infirmier anesthésiste est arrivé avec ses propres médicaments prêts pour endormir la patiente. Je me suis mis en retrait – je sentais que je pouvais gêner plus qu'autre chose –, ce qui m'a permis d'avoir une vision d'ensemble de ce que l'équipe d'anesthésie était en train de réaliser en un temps record : perfuser la patiente, remplir ses poumons d'oxygène, la rassurer avant de l'endormir, l'endormir, l'intuber, régler la ventilation. C'était un ballet millimétré qui a permis de faire sortir le bébé très rapidement, avant que le manque d'oxygène n'ait eu de conséquences sur lui.

Cette maternité était un grand centre où avaient lieu environ trois mille huit cents à quatre mille accouchements par an. Si le service d'anesthésie tournait plutôt correctement, le service de gynécologie obstétrique semblait en grande détresse. J'appris par exemple que le chef de service revenait tout juste d'un arrêt pour *burn out*. Les internes du service sont venus me voir au bout de quelques semaines en tant que président du SIHP pour me dire que le rythme était infernal. Ils faisaient en moyenne deux gardes par semaine qui se terminaient quasi systématiquement en nuit blanche. Ils devaient par ailleurs travailler un week-end sur deux, voire deux week-ends sur trois. En quelques semaines, ils présentaient les premiers signes de *burn out*. L'épuisement physique et la sensation de perte de sens dans ce qu'ils faisaient pointaient.

L'encadrement senior du service était conscient des difficultés et se montrait compréhensif avec les internes. Je conseillais d'essayer d'en parler un maximum avec les médecins plus âgés, surtout pour que ces derniers comprennent que le risque à terme pour le service était de se retrouver moins prisé par les internes aux semestres suivants, et donc d'être en grande difficulté. De mon côté, j'essayais de me renseigner un peu sur la raison du malaise global qui règne en gynécologie obstétrique. À cette occasion, j'apprends que le service est soumis à une grosse pression pour atteindre l'objectif de quatre mille naissances annuelles. En effet, si ce nombre n'est pas atteint, deux postes de sage-femme seront retirés l'année suivante. Sachant que l'objectif restera le même, il faudra donc faire plus avec moins.

On retrouve là une fois de plus ces raisonnements comptables qui minent l'hôpital public. Le service, qui compte sept salles de naissance, travaille déjà à un rythme effréné. La plupart du temps, il y a entre douze et vingt accouchements par garde de vingt-quatre heures. Les gynécologues obstétriciens comme les sages-femmes et les anesthésistes passent des nuits quasi blanches. Mais tout cela ne suffit pas car l'objectif n'est pas atteint, et c'est tout ce qui compte.

En décembre, c'est l'abattement dans le service. Avec trois mille six cents naissances en début de mois, tout le monde voit bien que l'objectif ne sera pas atteint. Les sages-femmes sont dépitées et certaines commencent à réfléchir à une porte de sortie, bien qu'il s'agisse d'un service de référence dans le secteur. En effet, dès que les choses tournent mal dans les cliniques privées alentour, les femmes enceintes sont envoyées ici. Le personnel qui y travaille est attaché au service et a la véritable volonté d'entretenir son expertise pour être à la pointe dans la prise en charge des patientes. Il y a des protocoles actualisés pour chaque pathologie, y compris les plus rares. On se réunit entre anesthésistes, gynécologues obstétriciens et sages-femmes toutes les deux semaines pour faire des revues de la littérature scientifique sur les dernières actualités dans le domaine.

Mais tout cela ne rentre pas en compte face à l'empire implacable du chiffre. Objectif non atteint, merci, au revoir. Pas de pitié pour ceux qui n'ont pas réussi à faire accoucher quatre mille femmes dans leur service. Peu importe la qualité des soins délivrés par ailleurs. Il existe des indicateurs pour cela, mais personne ne les connaît. C'est trop « subjectif ». Le résultat, c'est que les soignants ne se sentent plus liés à leur engagement public. Ils désespèrent d'être des pions participant à remplir des fichiers Excel. Et je les comprends.

La situation au bloc opératoire est tout aussi déprimante. L'hôpital compte une dizaine de salles de chirurgie fonctionnelles avec du matériel dernier cri. Il y a suffisamment de chirurgiens dans l'établissement pour que plus des deux tiers d'entre elles tournent tous les jours ouvrés. Or, quand on arrive, début novembre, les déprogrammations viennent d'être interrompues, et pourtant seulement quatre salles sur dix sont ouvertes.

L'explication est simple : il n'y a pas assez d'infirmières de bloc, qu'on appelle « IBODE », pour opérer. Il faut bien voir que le bloc opératoire, depuis la mise en place de la T2A, c'est ce qui rapporte de l'argent à l'hôpital.

Dans ce nouveau système, la chirurgie présente deux avantages. Le premier, c'est que ce sont souvent des soins réglés et programmés. Ils permettent donc aux gestionnaires de l'hôpital public de savoir à peu près combien d'opérations l'établissement pourra réaliser dans l'année. Par ailleurs, les chirurgies, si elles sont bien organisées avec l'équipe d'anesthésie, peuvent être réalisées sans hospitalisation. Cela permet de réduire le nombre de lits d'hospitalisation et donc de réduire le nombre de personnels dans les services. C'est le fameux virage ambulatoire dont je vous ai déjà parlé.

Ce mode de raisonnement nouveau peut conduire à des situations absurdes, comme c'est le cas dans mon hôpital. Par manque de personnel, les blocs opératoires sont à l'arrêt, donc l'établissement se prive de ressources financières. Mais, en manque de ressources financières, il va être plus compliqué de recruter du personnel. D'autant que la logique qui prévaut à l'hôpital depuis quelques années, c'est de supprimer rapidement les postes non pourvus.

La culture du management privé s'est progressivement imposée dans les établissements de Santé publique, avec la diffusion de ce qu'on appelle le *new public management*. Le personnel de santé n'est plus vu comme une ressource, mais comme un coût qu'il faut à tout prix contraindre. Comme dans toute « entreprise », ce sont les salaires qui sont le premier foyer de dépenses.

Quand, en 2010, on demande à l'AP-HP, plus gros employeur d'Île-de-France, de réduire son déficit, avec un budget consacré à 70 % aux salaires, elle a évidemment supprimé des postes de médecins et d'infirmières en nombre. C'est d'une logique imparable. Et c'est ce qu'on paie aujourd'hui. Depuis des années, les augmentations salariales sont gelées. Lors du Ségur, la revalorisation qu'on a obtenue pour les internes a été un simple rattrapage par rapport à l'inflation, puisque notre rémunération n'avait quasiment pas été augmentée depuis le début des années 2010.

Dans l'hôpital, cette situation de blocs opératoires qui tournent au ralenti mine le moral du personnel. Les chirurgiens comme les anesthésistes seraient prêts à travailler plus si l'établissement leur en donnait les moyens. Cet hôpital public de la petite couronne parisienne connaît des heures difficiles, mais qui sont le prolongement logique d'une décennie de restrictions budgétaires. La moindre petite variation d'activité est très coûteuse pour un établissement de cette catégorie. Et quand, en décembre, les déprogrammations reviennent parce que le Covid repart à la hausse en réanimation, on sent le désarroi complet des équipes de chirurgie comme d'anesthésie. L'activité repasse à deux blocs opératoires et il faut de nouveau faire le tri entre les chirurgies urgentes et les autres.

Une fois de plus, la question est bien plus celle de la gestion des patients non-Covid que celle des patients Covid. Ces derniers occupent désormais la majorité des lits de réanimation. Il faut donc que certains patients qui doivent être opérés et qui auraient pu nécessiter de la réanimation soient reprogrammés à un hypothétique « après-cinquième vague ». Les pertes de chances sont inévitables pour les patients dont les cancers s'aggraveront, faute de bénéficier d'une opération en temps et en heure.

Lors d'une garde, je comprends que la situation nous échappe de nouveau. En maternité, l'activité a été très soutenue et il a fallu gérer plusieurs urgences. Deux femmes venant d'accoucher ont fait une hémorragie et ont dû être transférées en salle de réveil pour surveillance.

Lorsque j'accompagne une de mes patientes ayant perdu plus de deux litres de sang, et qu'on a stabilisée, en salle de naissance, je m'aperçois que la salle de réveil est encore pleine alors qu'on est en début de soirée. En discutant avec l'infirmière qui s'occupe des six patients déjà présents dans sa salle, je comprends que trois d'entre eux auraient dû être transférés en réanimation après leur chirurgie mais que le service de réa est complètement saturé par le Covid. Plus d'une vingtaine d'entrées pour Covid grave ont été faites rien que le week-end précédent.

L'impact de la pandémie est là, de nouveau. Elle devient, comme chaque fois, le principal sujet de conversations entre soignants. On se dit qu'on va devoir annuler nos vacances de fin d'année. Certains co-internes m'expliquent qu'ils vont reprendre des gardes en réanimation pour soulager les collègues au détriment de leur sommeil à eux. Les petits sacrifices des soignants reprennent. Du côté paramédical, les annonces de majoration des heures supplémentaires reviennent comme une petite musique bien connue, comme si la fatigue ne comptait pas quand on était mieux payé.

De mon côté, en cette fin d'année 2021, je sens que toutes les heures de sommeil perdues au cours de l'année, que ce soit au chevet des patients ou au service de mes collègues en tant que représentant syndical, m'ont usé. Je deviens de plus en plus intolérant aux injustices dont les internes sont victimes dans l'indifférence générale.

Début décembre, je suis contacté en tant que président du SIHP par des internes qui m'expliquent avoir été réprimandés pour les mauvaises évaluations qu'ils ont laissées sur leur stage d'été. Notre syndicat dispose d'un site en ligne permettant aux internes de donner leur avis sur les stages effectués afin d'aider leurs collègues dans leurs choix. Ces évaluations sont bien entendu réservées uniquement aux internes et nous travaillons depuis plusieurs années à éviter qu'elles soient accessibles aux chefs de service, afin justement d'éviter les représailles, qui sont fréquentes dans le milieu médical.

On m'informe qu'un chef de service aurait eu accès à ces évaluations et en a profité pour le faire savoir aux internes les ayant postées, ce qui les a mis en situation de détresse, car ils craignent des répercussions sur leur internat. Il faut bien voir que la dépendance des internes vis-à-vis des chefs de service est totale. Ces derniers peuvent invalider un stage sans avoir à se justifier outre mesure et obliger ainsi un interne à prolonger son internat de six mois. Ce qui, au regard de la faiblesse de nos rémunérations, peut mettre en grande difficulté les collègues n'ayant pas la chance d'avoir des proches pouvant les aider financièrement.

Ce n'était pas la première fois que j'étais contacté pour ce genre de situations. Jusque-là, je n'étais pas intervenu, notamment parce que les internes ne souhaitaient pas que je le fasse. Cette fois-ci, par lassitude ou exaspération, je décidai de contacter le chef de service concerné pour lui dire que consulter les évaluations sur notre site était interdit et inadmissible et que cela créait un risque d'autocensure très important chez les internes. Le ton de mon mail était assez abrupt, mais le fond était, d'après moi, parfaitement justifié. Les conséquences furent d'une violence à laquelle je ne m'étais pas encore habitué.

En quelques jours, j'ai reçu coup sur coup deux mails du chef de service et du responsable de la spécialité concernée qui niaient en bloc mes accusations et faisaient planer la menace de plaintes à mon encontre pour diffamation. Ce n'était pas la première fois que je recevais ce genre de menaces de la part de professeurs de médecine qui ne supportaient pas que j'ose leur dire ce qu'ils ne devaient pas faire. Mais le coup de grâce est venu quelques jours plus tard, lorsque, le lundi matin, j'ai reçu un mail lapidaire de la part d'un doyen de médecine qui m'accuse de mentir et de menacer sans preuve, tout en mettant en copie une dizaine de personnes dont je ne connaissais pas la moitié. Ce mail m'a énormément angoissé parce que j'étais exposé personnellement devant des personnes qui pouvaient décider de l'avenir de mon internat, et que mon honnêteté et ma probité étaient mises en cause. À la suite de ce mail, que j'ai vécu comme une tentative d'intimidation, j'ai perdu le sommeil pendant tout le reste de la semaine. À tel point que je n'étais plus en mesure de me rendre en stage. Mon médecin traitant m'a finalement prescrit un arrêt de travail pour les quelques jours qui me restaient avant ma semaine de vacances de fin d'année.

Cette histoire démontrait de nouveau que toute tentative pour briser l'omerta en médecine finissait en menaces et en intimidations. Quelques semaines avant cet épisode, j'avais été informé qu'un professeur en gynécologie était accusé par plusieurs patientes de viol. Les professeurs de médecine et doyens avec lesquels j'ai échangé sur cette affaire, notamment pour savoir s'il fallait maintenir les internes dans ce service ou non, m'ont tous fait part de leur incompréhension face à l'utilisation de ce terme de « viol ». Selon eux, un examen médical ne peut pas avoir de dimension sexuelle. J'essayais donc, calmement au début, d'expliquer que la définition du viol dans le code pénal est « tout acte de pénétration sexuelle avec menace, violence, surprise ou contrainte » et que, par conséquent, le contexte médical n'empêche en rien qu'il puisse avoir lieu. Il ne s'agissait pas seulement de patientes ayant porté plainte : le procureur de la République avait jugé ces témoignages suffisamment sérieux pour confier l'enquête à la police judiciaire de Paris. Le décalage entre la perception que j'avais de la gravité des événements et la manière dont mes interlocuteurs la jugeaient était franchement désagréable. Il me semblait que le fossé générationnel était trop grand pour être surmonté.

Quand on voit le niveau de mépris que certains représentants de ce qu'on appelle « l'élite hospitalo-universitaire » ont pour la condition des internes, il est fort de café de s'étonner que nous ne souhaitions plus travailler à l'hôpital public. Une enquête menée par notre syndicat national faisait état d'un petit 23 % d'internes souhaitant travailler à l'hôpital public à la suite de leur internat. Et l'argument qui consiste à dire que c'est l'attractivité du privé qui fait fuir le public ne tient pas puisque, dans le même sondage, plus des deux tiers des internes déclarent ne pas connaître l'exercice en secteur privé (clinique ou libéral). Ce n'est pas étonnant, la majorité des stages de l'internat se réalise à l'hôpital.

À titre personnel, quand je vois comment les gouvernements successifs ont mis à genoux le service public hospitalier, et que, par ailleurs, en tant que représentant syndical, je me retrouve confronté à toute la morgue et au conservatisme des professeurs de médecine, je doute sincèrement de choisir l'hôpital public pour ma carrière future. Et ce n'est pas faute d'aimer l'enseignement ou la recherche, et surtout d'avoir, je pense, le sens du service public. Je souhaite sincèrement continuer à travailler dans un environnement qui permet à chacun, quelle que soit son origine, de pouvoir se faire soigner au mieux en fonction de l'état de la science. Je crois simplement ne pas avoir l'esprit de sacrifice suffisant pour supporter l'écroulement de l'hôpital, qui me paraît de plus en plus inéluctable.

Tout cela n'empêche pas qu'il existe bien évidemment des médecins hospitaliers et des universitaires fabuleux, humains, investis et eux-mêmes très inquiets d'ailleurs de la direction que prend leur merveilleux outil de travail. Car, oui, l'hôpital public est un endroit qui pourrait être fantastique, un endroit de soins, d'enseignement, de recherche et d'entraide entre soignants. Mais sa gestion depuis des années a conduit au délitement et à l'effacement de toutes ces valeurs cruciales. L'hôpital est en train de mourir et ceux qui refusent d'être emportés avec lui préfèrent fuir, parfois la mort dans l'âme.

# Épilogue

À l'heure où je termine la rédaction de ce témoignage, nous sommes à la veille d'une fusion entre la fin de la cinquième vague (la deuxième provoquée par le variant Delta après celle amortie par la vaccination durant l'été 2021) et de la sixième vague, dont le responsable est un nouveau variant appelé Omicron par l'OMS. Je viens même de recevoir dans mes mails le protocole de redéploiement des internes que nous avions acté avec l'ARS Île-de-France et les autorités universitaires lors de la première vague, comme un petit goût d'éternel recommencement. J'apprends également à l'instant que l'activité au bloc opératoire dans mon service va de nouveau faire face à des déprogrammations massives à cause du Covid... Tous les regards se tournent désormais vers ce nouveau variant qui pourrait présenter l'avantage et l'inconvénient d'être à la fois plus contagieux que toutes les autres souches connues et moins virulent pour les personnes à risque, surtout celles vaccinées.

Espérons que la suite donne raison aux optimistes. Ma seule crainte est que nous ayons entre-temps à nouveau une période de tension extrême à l'hôpital. Depuis quelques vagues déjà, ces épisodes de forte pression sur le service public hospitalier sont globalement ignorés par le public, comme si nos alertes et sirènes étaient devenues trop habituelles. Et pourtant, ces épisodes laissent, aux patients comme aux soignants, des blessures plus ou moins profondes. Chacune peut alors emporter loin de l'hôpital son lot de professionnels épuisés ou désabusés.

Je me garderai bien de critiquer les mesures prises par le gouvernement pour contrer cette virose émergente présente en France depuis début 2020, non pas car je crains d'offenser les autorités, mais simplement parce que, étant un jeune interne d'anesthésie-réanimation, je n'ai absolument pas la prétention d'apporter un regard expert sur ce problème de santé publique parfaitement inédit dans sa forme et ses conséquences globales.

Évidemment, j'ai eu au cours des différentes péripéties de cette histoire sans fin mon opinion sur ce qu'il aurait fallu faire ou non. Mon entourage pourra témoigner que je m'obligeais à utiliser le conditionnel, et que je répondais à toutes leurs questions en terminant par un : « Comme je n'aimerais pas être à leur place ! »

Au-delà de la question du bien-fondé des mesures prises par le gouvernement, ce qui a été le plus dommageable pour notre société a été la mise à l'écart systématique des citoyens du processus de décision.

L'utilisation du Conseil de défense pour organiser la réponse sanitaire à la pandémie est tout à fait contestable. Le but d'un Conseil de défense est de cacher des informations à un ennemi qui aurait les capacités d'exploiter celles-ci à son profit. À quel moment peut-on imaginer que le Covid soit un ennemi ayant de telles aptitudes ? À moins qu'il n'y ait d'autres ennemis contre lesquels le pouvoir exécutif souhaite se prémunir durant cette crise ? Mais lesquels dans ce cas ?

La verticalité extrême qui a présidé aux décisions sanitaires était partiellement justifiée au début de la crise sanitaire par la nécessité de réagir vite. Mais dès la deuxième vague, elle n'avait plus lieu d'être. Quand, en janvier 2021, j'entendais Olivier Véran expliquer à l'Assemblée nationale qu'il assumait le fait d'avoir dédié les premières doses du vaccin Pfizer, déjà identifié comme le plus efficace, aux personnes âgées en EHPAD, je me demandais s'il ne s'agissait pas là d'une décision trop importante pour être laissée à l'appréciation de quelques-uns. Le ministre de la Santé sera d'ailleurs contraint de changer de stratégie dès la mi-janvier pour ouvrir la vaccination au personnel soignant de plus de 50 ans ainsi qu'aux personnes de plus de 75 ans hors des EHPAD[1].

1. https://www.lavoixdunord.fr/919675/article/2021-01-12/vaccinations-contre-le-covid-19-olivier-veran-concede-des-zones-d-incertitudes

Il en a été de même quand la troisième vague a commencé à submerger les hôpitaux et que le gouvernement a ignoré l'avis du Conseil scientifique du 29 janvier 2021[1] qui préconisait de prendre des mesures dès le mois de février. Le confinement n'est intervenu que début avril, alors que le système de santé était au bord de la rupture. À titre personnel, j'ai vécu cette période de janvier à mars 2021 comme la pire de toute la crise sanitaire en termes d'épuisement psychologique et physique. Un article du *Monde* estime que cette stratégie attentiste, probablement motivée par des raisons économiques, a provoqué plusieurs milliers de morts[2].

L'attitude du gouvernement a été marquée par une grande défiance envers les élus de tous bords, mais également envers la population. L'utilisation des techniques de *nudging*[3] pour faire respecter les mesures par les Français est une démonstration de ce manque de confiance des gouvernants

1. https://solidarites-sante.gouv.fr/IMG/pdf/note_eclairage_variants_modelisation_29_janvier_2021.pdf

2. https://www.lemonde.fr/planete/article/2021/06/18/le-lourd-cout-humain-d-un-troisieme-confinement-tardif-en-france_6084619_3244.html

3. Le *nudging* est un principe de science comportementale appliquée qui suppose d'orienter les personnes vers un comportement plus vertueux de manière subliminale. L'exemple le plus typique est le fait de coller une vignette au fond des urinoirs et d'ainsi réduire les éclaboussures… L'instauration d'une attestation à remplir soi-même durant les confinements était inspirée de ce principe comme l'a expliqué Barbara Stiegler dans *De la démocratie en pandémie*, « Tracts », Gallimard, 2021.

envers les gouvernés. La population a pourtant accepté un grand nombre de contraintes, pas uniquement parce qu'elle validait ces mesures, mais aussi par civisme et sens des responsabilités. Elle a su écouter les soignants quand nous avons dit que la situation était grave.

Cette défiance généralisée aurait pu être évitée si le monde scientifique et médical avait réellement joué son rôle d'expert neutre. La confiance en l'élite hospitalo-universitaire qui a vu nombre de ses représentants occuper les plateaux télé et radio, colportant des messages parfois contradictoires, voire outranciers, a été fortement écornée durant cette crise. La France a découvert ces visages qui représentent l'élite médicale, assoiffés de notoriété au point d'être prêts à dire tout et son contraire pour obtenir leur quart d'heure de gloire. Tout cela a nui à notre corporation et doit désormais nous conduire à nous interroger sur le modèle même des carrières hospitalo-universitaires qui favorisent l'émergence de ces profils.

L'autre grande faille révélée par cette crise est la faiblesse de la santé publique en France. Celle-ci s'est manifestée de manière très bruyante avec notamment la mise sur la touche immédiate de l'agence Santé publique France, qui aurait dû être leader sur la gestion de la pandémie. Elle a incorporé en 2016 dans ses murs l'EPRUS[1], justement

1. Établissement de préparation et de réponse aux urgences sanitaires.

en charge des urgences sanitaires. La dissolution de cette agence au sein de Santé publique France explique la pénurie de masques à laquelle nous avons dû faire face lors de la première vague.

Par ailleurs, la crise du Covid a aussi révélé un problème de santé publique plus global, qui est celui des épidémies de maladies chroniques que connaissent les sociétés occidentales depuis plusieurs décennies déjà. En septembre 2020, l'éditeur en chef de la prestigieuse revue médicale *The Lancet*, Richard Horton, a publié un texte[1] dans lequel il explique que la crise sanitaire provoquée par le Covid n'est pas une épidémie classique car nous ne sommes pas face à une maladie qui tue indistinctement les individus, quel que soit leur âge ou leur état de santé de base. Les épidémies comme la peste ou la grippe espagnole tuaient un pourcentage élevé de la population sans tenir compte de l'âge ou des comorbidités. La peste emportait, avant l'apparition des antibiotiques, quasiment 100 % des individus infectés à tout âge.

Le Covid n'a pas la même gravité chez tout le monde. Les personnes les plus à risque de faire des formes graves sont les plus âgées mais aussi, et ce sont ces personnes qui ont occupé les lits de réanimation dès le début, les individus ayant des maladies chroniques telles que de l'hypertension artérielle, du diabète ou une surcharge

1. https://www.thelancet.com/journals/lancet/article/PIIS0140-6736(20)32000-6/fulltext

pondérale excessive. Or ces maladies chroniques sont les grands défis auxquels sont confrontées les sociétés occidentales dites développées depuis plusieurs décennies. Leur émergence est expliquée par des changements radicaux dans les modes de vie, notamment la diffusion de la « malbouffe » ou de la sédentarité.

Depuis mars 2020, aucun politique ou scientifique n'a proposé de répondre à cette épidémie en tenant compte du fait qu'elle affecte une partie de la population qui, par ailleurs, est en mauvais état de santé. Quand je me rends en réanimation à vélo et que je continue de voir le long de nos rues des publicités pour des chaînes de fast-food qui ont leur part de responsabilité dans le fait que presque la moitié de la population est en surpoids[1] – facteur de risque indiscutable de se retrouver sur le ventre dans mon service –, j'ai la sensation de vivre dans une société qui marche sur la tête. D'autant que ces déterminants sanitaires s'ajoutent à des déterminants sociaux. Les enquêtes[2] montrent, depuis le début de la pandémie, que les personnes dans une situation précaire ont été les plus durement touchées non seulement dans leur chair car elles sont surreprésentées parmi les victimes du Covid, mais également dans leur vie, car le confinement a été beaucoup plus

1. https://liguecontrelobesite.org/actualite/forte-progression-de-lobesite-en-france-en-2020/
2. https://www.epicov.fr/

dur à vivre dans certains quartiers que dans d'autres.

La santé publique devrait devenir un élément central dans les discours politiques. L'agriculture, l'industrie, les transports, toutes les politiques qui touchent de près ou de loin à notre corps, devraient être concernées par la santé et son coût. Car si, aujourd'hui, on accepte que des industries, agro-alimentaires ou autres, puissent polluer pour préserver l'activité économique, est-ce que l'on tient compte de ce que cela va nous coûter en termes de frais de santé *in fine* ?

La crise a éprouvé les soignants comme jamais auparavant. La réponse politique à la détresse psychologique dont nous sommes victimes et qui s'est exacerbée depuis deux ans n'a pas été à la hauteur. Les études s'amoncellent pour décrire les troubles mentaux sévères dont sont atteints les soignants et qui expliquent que nous soyons nombreux à nous détourner de l'hôpital[1].

Dans mon témoignage, je vous ai fait part de cette expérience du *burn out* qui m'a affecté à l'hiver 2020-2021. L'une des dimensions sur lesquelles je souhaitais revenir est l'émoussement affectif que provoque l'épuisement professionnel. Car dans notre métier, plus que dans aucun autre, perdre notre empathie est terriblement

1. https://www.actusoins.com/357304/15-des-infirmiers-affirment-vouloir-changer-de-metier-dans-les-12-mois-a-venir.html?fbclid=IwAR197wi4MMh9fUNaIuQWedw0kRb65eNL0wDv7U4NxgT_ziW_0DYboUBG0WM

dommageable pour nos patients. J'entendais récemment une personne se plaindre du fait que les soignants qui prenaient en charge son proche malade manquaient de gentillesse. Il faut bien comprendre que l'émoussement affectif est une réponse à l'état d'épuisement dans lequel on se trouve lorsqu'on travaille sous tension pendant des mois. L'indulgence est de rigueur, et votre soutien dans notre combat pour préserver notre qualité de vie au travail sera le bienvenu.

Les politiques de lutte contre les risques psychosociaux dans le monde de la santé sont largement insuffisantes. Les internes y sont surexposés à cause de leur situation (en bas de l'échelle) et les responsabilités énormes qui leur sont confiées. Toutes les études menées sur notre état de santé mentale démontrent que nous sommes particulièrement sujets à l'anxiété, la dépression, voire aux idées suicidaires[1]. Un interne a trois fois plus de risques de décéder par suicide qu'une personne de sa tranche d'âge. Cette problématique doit être prise à bras-le-corps par les autorités publiques. Un observatoire doit être créé pour suivre l'impact des troubles mentaux sur les internes et, surtout, évaluer les conséquences sur notre système de santé et nos patients. Il faut s'engager dans la voie de l'arrêt total des gardes de vingt-quatre heures qui nous mettent en danger tout autant que les

1. https://www.jean-jaures.org/publication/la-sante-mentale-des-etudiants-en-medecine/

personnes que l'on prend en charge. Le temps de travail des internes doit être décompté afin que nous puissions avoir accès à des repos compensateurs et des réductions du temps de travail comme n'importe quel salarié. Aujourd'hui, nous sommes nombreux à travailler plus de soixante heures par semaine, à devoir parfois aller à l'hôpital tous les jours et ce pendant plusieurs semaines d'affilée. Dans ce combat, le soutien effectif d'une partie du corps médical, notamment hospitalo-universitaire, est souhaitable. Les discours méprisants de la part de nos aînés sur le « on faisait bien pire avant » doivent cesser. La tension n'a jamais été aussi forte sur l'hôpital et les internes qui sont de véritables premiers de « corvée ».

Enfin, la reconnaissance d'un métier passe par sa valorisation salariale. Les internes de médecine (après un bac + 6) sont payés en moyenne 1 600 euros pour des semaines de soixante heures de travail. Certes, nos salaires s'envolent après l'internat mais, en attendant, les rémunérations sont tellement faibles durant les études de médecine qu'elles empêchent des personnes d'origines plus modestes d'y accéder. Et cela entretient donc le fait que les médecins viennent des catégories les plus favorisées. Un corps médical davantage à l'image de la société serait un changement bénéfique pour notre système de santé.

Qu'en est-il de l'hôpital dans tout ça ? Cette institution qui soigne gratuitement la population depuis la fin des années 1960 a connu son apogée au début du XXI^e siècle, lorsque le système de santé français était décrit comme le meilleur du monde. À la suite de la crise de 2008, les politiques d'austérité se sont enchaînées, conduisant l'hôpital à se séparer d'un nombre toujours plus important de soignants, laissant ainsi s'envoler des compétences et des ressources précieuses dont nous avons cruellement manqué durant cette crise. Quand on voit qu'au moment de la cinquième vague de Covid, il est impossible d'ouvrir autant de lits que lors de la première par manque de personnel, on comprend que c'est l'humain qui est la clef de voûte de notre système de santé.

Ces soignants ont perdu confiance en l'avenir de notre modèle hospitalier public, et j'en fais moi-même partie. J'ai beau avoir au fond de moi le sens du service public chevillé au corps, j'ai beau souhaiter plus que tout que l'accès aux soins soit le même pour tous, quels que soient les conditions et les moyens dont chacun dispose, j'ai beau aimer cette institution qu'est l'hôpital car c'est là que j'apprends et que je rencontre des personnes formidables, soignants comme patients, je ne suis plus certain de vouloir y faire ma carrière.

Les centres hospitalo-universitaires font face à un défi qu'ils n'ont jamais connu. Au centre du système hospitalier depuis plus d'un demi-siècle, ils sont désormais en crise d'attractivité. Les paramédicaux le fuient, et les médecins commencent à faire de même. Si les directions hospitalières, tout à leurs tableurs Excel pour respecter consciencieusement les restrictions budgétaires qu'imposent tous les gouvernements depuis dix ans, ont leur part de responsabilité, l'élite hospitalo-universitaire a également la sienne. Lorsqu'en 2009 avec la loi HPST, les médecins perdent le pouvoir décisionnaire à l'hôpital, les seules personnes sur lesquelles les professeurs d'université pouvaient encore exercer leur pouvoir furent les internes de médecine. Et force est d'admettre qu'un certain nombre d'entre eux n'y sont pas allés de main morte. Les conditions de travail des internes se dégradent continuellement depuis dix ans, non seulement parce qu'il y a de moins en moins de moyens injectés dans l'hôpital, mais aussi parce que la solidarité générationnelle entre anciens et jeunes médecins est rompue. Les chefs de service ont perdu le pouvoir sur leur propre service. Ils ne sont plus libres de recruter comme ils le souhaitent. Leur dernier pré carré, ce sont les internes. Et au lieu de les protéger des difficultés que rencontre l'hôpital, ils accentuent la pression, leur refusant le droit de contester le fait de travailler trop ou dans de mauvaises conditions. Les internes attendent, en vain, de leurs responsables universitaires un soutien.

La séparation entre les carrières hospitalières et universitaires est inéluctable. Les internes ne comprennent plus que des praticiens hospitaliers professeurs d'université bénéficient d'une quadruple casquette – enseignant, chercheur, manager et clinicien – qui les conduit logiquement à exercer chacune de ces missions de manière approximative. Les plus sensés d'entre eux privilégient un seul rôle, mais ils y perdent soit leur activité clinique (ce qui les éloigne du terrain), soit leur activité de manager (ce qui conduit à des crises interpersonnelles parfois dramatiques).

La gouvernance hospitalière doit évoluer. Les directeurs hospitaliers doivent de nouveau partager le pouvoir décisionnaire avec les soignants. Les médecins doivent avoir leur mot à dire sur les projets, tout comme les autres personnels de santé. Il est impensable de revenir au bicéphalisme médecin-administrateur qu'a connu l'hôpital avant 2009. Les soignants, les patients et les élus doivent réinvestir les organes décisionnaires afin d'y distiller un esprit de collégialité. Il en va de la survie de notre modèle hospitalier.

L'hôpital public est une invention extraordinaire et nous avons l'immense chance de pouvoir disposer de ce service qui a, *fluctuat nec mergitur*, tenu bon face au Covid. Mais pour combien de temps encore ?

Table

pca
cmb
édition pré-presse
livres numériques

44400 Rezé

MIXTE
Papier issu de
sources responsables
FSC® C003309

L'éditeur de cet ouvrage s'engage dans une démarche
de certification FSC® qui contribue à la préservation
des forêts pour les générations futures.

Pour en savoir plus :
www.editis.com/engagement-rse/

Imprimé en France par CPI
en mars 2022

N° d'édition : 63648/01
N° d'impression : 168316